Sakshi Singla
Shalini Garg
Anil Gupta

Evidência sobre a eficácia do diamino fluoreto de prata na cárie dentária

Sakshi Singla
Shalini Garg
Anil Gupta

Evidência sobre a eficácia do diamino fluoreto de prata na cárie dentária

Efeito do diamino fluoreto de prata a nível microscópico na dentina cariada em pacientes pediátricos

ScienciaScripts

Imprint

Cover image: www.ingimage.com

This book is a translation from the original published under ISBN 978-620-7-84166-0.

Publisher:
Sciencia Scripts
is a trademark of
Dodo Books Indian Ocean Ltd. and OmniScriptum S.R.L publishing group

120 High Road, East Finchley, London, N2 9ED, United Kingdom
Str. Armeneasca 28/1, office 1, Chisinau MD-2012, Republic of Moldova, Europe
Printed at: see last page
ISBN: 978-620-8-15370-0

RECONHECIMENTO

" कृष्णाय वासुदेवाय हरये परमात्मने ।

प्रणतः क्लेशनाशाय गोविंदाय नमो नमः ।।"

"Um professor é uma bússola que ativa os ímanes da curiosidade, do conhecimento e da sabedoria nos alunos."- Ever Garrison

O trabalho e a redação desta Dissertação de Mestrado em Biblioteconomia *foram mantidos no bom caminho e concluídos com o apoio e o incentivo de inúmeras pessoas, e é com prazer que tenho agora a oportunidade de agradecer a todas as pessoas que tornaram esta* Dissertação de Mestrado em Biblioteconomia *possível e uma experiência inesquecível para mim.*

Antes de mais, tenho de agradecer à Dra. Shalini Garg, Professora de Medicina Dentária Pediátrica e Preventiva, Faculdade de Ciências Dentárias, Universidade SGT de Gurugram e minha orientadora pela ajuda e orientação durante a realização deste trabalho. Orgulho-me do privilégio de ter estado associado a ela e de permanecer sob a sua vigilância constante. A sua sabedoria, os seus conhecimentos e as suas valiosas sugestões inspiraram e motivaram a elaboração do presente projeto. Nunca é demais sublinhar a pedra onde construí a proverbial igreja, a espinha dorsal do meu conhecimento, a base da minha experiência, o meu mentor e o meu guia, sob cuja tutela me desenvolvi de um protegido a um profissional competente.

É com imenso prazer que transmito a minha profunda gratidão ao meu respeitado co-orientador, Dr. Anil Gupta, Diretor do Departamento de Odontopediatria e Odontologia Preventiva, Faculdade de Ciências Dentárias, Universidade SGT de Gurugram. Sem a sua assistência e envolvimento dedicado em todas as etapas do processo, este trabalho nunca teria sido realizado. Gostaria de vos agradecer muito pelo vosso apoio e compreensão ao longo do tempo. Aproveito esta oportunidade para lhe agradecer mais uma vez os seus valiosos contributos durante a preparação desta dissertação. A sua orientação e poder de determinação iluminaram sempre os meus pensamentos e acções. Estou-lhe eternamente grato. *Ele tem sido o portador da tocha no início, o espetador animado no meio e o cronometrista no final da minha corrida.*

Tenho o privilégio de expressar os meus sinceros agradecimentos e gratidão ao Dr. Shalu, (Professor), ao Dr. Vishal Sharma, à Dra. Nivedita, à Dra. Savreen e à Dra. Shrehya (Professora Sénior) pela sua orientação, ajuda constante e conselhos durante o curso do estudo.

Os meus sinceros agradecimentos aos meus pais, Sr. Satish Singla e Sra. Meena Singla, cujos sacrifícios inesquecíveis e as melhores bênçãos me proporcionaram a oportunidade de ser educado. É a eles que devo esta Dissertação de Biblioteca. *Apoiaram-me como pilares de força e sustentaram-me durante o curso deste estudo.*

Um voto de agradecimento seria insuficiente para agradecer aos meus irmãos, Sr. Vansh Singla e Sr. Harshit Garg, à minha irmã, Dra. Sanjoli Jain, e ao meu cunhado, Dr. Shreyansh Jain, pelo seu amor, afeto e carinho. Ficarei sempre grato pelo seu apoio incondicional.

Um agradecimento especial à Dra. Vaishali Gupta, a minha amiga mais próxima, pelo seu amor, devoção e atenção. Ficarei sempre grata pela sua inabalável ajuda.
Gostaria também de agradecer aos meus queridos amigos, *a Dra. Aarti Joon*, que sempre me motivaram em todos os aspectos.

Estou incrivelmente grato aos meus bons amigos e seniores, Dr. Nitish Yadav e Dr. Shreyansh Jain, pelo seu apoio inabalável. O seu empenhamento e diligência foram sempre uma fonte de motivação para mim. Sem eles, a nossa viagem não teria sido a mesma. A minha sincera gratidão por esta parceria prismática.
Gostaria também de agradecer aos meus colegas e amigos, colegas de grupo, *à* Dra. Anushi, à Dra. Mansi, *à* Dra. Neha Yadav, ao Dr. Prince e à Dra. Sakshi Jainer, *por me terem apoiado e ajudado durante todo o meu percurso.*

Agradeço *aos meus superiores, a* Dra. Karuna, a Dra. Rini, a Dra. Snighda, a Dra. Sugandha e a Dra. Tabita, *por me terem ajudado e orientado de todas as formas possíveis. Gostaria de agradecer aos* meus colegas, a Dra. Mahima, a Dra. Anshula, a Dra. Minakshi, a Dra. Nidhi e a Dra. Shweta, pelo seu apoio e encorajamento contínuos.

Gostaria também de agradecer aos assistentes do nosso departamento, os Srs. Manish, Darshan, Manveer e Vikas.

Acima de tudo, devo tudo a Deus Todo-Poderoso por me ter concedido a sabedoria, a saúde e a força para empreender esta tarefa de investigação e por me *ter* capacitado para a sua conclusão.

Dr. Sakshi Singla

Índice

CAPÍTULO 1: DIAMINO FLUORETO DE PRATA -HISTÓRIA 5
CAPÍTULO 2: ESTRUTURA E ACÇÃO-ALVO DO FLUORETO DE DIAMINA DE PRATA 8
CAPÍTULO 3: DIAMINO FLUORETO DE PRATA E CÁRIES DENTÁRIAS 14
CAPÍTULO 4: ACÇÃO DO FLUORETO DE DIAMINA DE PRATA SOBRE OS MATERIAIS PRIMÁRIOS E 16
DENTES PERMANENTES 16
CAPÍTULO 5: REMINERALIZAÇÃO QUÍMICA POR DIAMINA DE PRATA 19
FLUORIDE 19
CAPÍTULO 6: PENETRAÇÃO E PRECIPITAÇÃO DO FLUORETO DE DIAMINA DE PRATA 21
CAPÍTULO 7: DIAMINO FLUORETO DE PRATA - COMO AGENTE DE CAPEAMENTO PULPAR INDIRECTO 26
CAPÍTULO 8: VÁRIOS MÉTODOS DE ESTUDO DO DIAMINO FLUORETO DE PRATA EM DENTES DECÍDUOS 28
CAPÍTULO 9: ACEITAÇÃO DO SDF COMO MODALIDADE DE TRATAMENTO PELOS PAIS 31
CAPÍTULO 10: SMART - técnica de restauração atraumática modificada com prata 33
CAPÍTULO 11: ACÇÃO DO DIAMINO FLUORETO DE PRATA NA SALIVA 36
CAPÍTULO 12: CUSTO-EFICÁCIA DO DIAMINO FLUORETO DE PRATA 38
REFERÊNCIAS 40

CAPÍTULO 1 : DIAMINO FLUORETO DE PRATA -HISTÓRIA

A cárie dentária é um processo de doença complexo, dinâmico e irreversível, provocado por um desequilíbrio entre componentes ecológicos e do hospedeiro ([1]).

Quando a cárie dentária penetra na dentina e resulta numa lesão com uma profundidade considerável, é designada por cárie dentária. Muitos clínicos pensavam que, nestas circunstâncias, a cárie poderia desenvolver-se rapidamente e tornar-se permanente. Por conseguinte, o foco principal do tratamento tradicional da cárie dentária tem sido o tratamento da condição através da remoção dos tecidos afectados e, em seguida, da restauração da deficiência. Assim, o foco principal do tratamento da cárie dentária no passado era a remoção dos tecidos doentes, seguida da restauração do defeito. Deve ser lembrado que a preparação mecânica do dente envolve a remoção de tecidos dentários nativos, o que é um processo prejudicial e irreversível (Tsang et al. 2006).[2]

A terapia com flúor é frequentemente utilizada como parte do paradigma médico dos cuidados com a cárie que substituiu a abordagem cirúrgica convencional (Chu et al)3. Atualmente, é utilizada tanto para prevenir como para deter as cáries, mudando o paradigma dos cuidados com a cárie da antiga abordagem cirúrgica para uma abordagem médica.[4] A cárie dentária ativa foi travada com a ajuda da terapia com flúor administrada profissionalmente, que é um procedimento razoavelmente barato e simples[4] . A desmineralização do esmalte é inibida pelo flúor. Após a terapia com flúor, o fluoreto de cálcio que é aplicado na superfície do dente torna-se menos solúvel e pode servir como um reservatório de flúor 5. Adicionalmente, este flúor tem a capacidade de reduzir o pH crítico de dissolução dos cristais de hidroxiapatite, ou o pH em que ocorre a desmineralização, na boca de aproximadamente 5,5 para 4,5[6] . A superfície do dente pode ser tornada mais resistente à desintegração ácida através da adição gradual de flúor aos cristais de fluorapatite[6] . O flúor não só previne a desmineralização como também promove a remineralização do esmalte, acelerando o processo e aumentando o conteúdo mineral nas lesões cariosas iniciais[6] . Numerosos estudos de investigação provaram a sua eficácia na prevenção da cárie dentária em populações juvenis e adolescentes[7] .

Em particular, precisamos de tratamentos mais facilmente disponíveis, seguros, baratos e adaptáveis que possam ser facilmente incorporados em vários contextos e disponibilizados aos grupos mais vulneráveis[8] .

O diamino fluoreto de prata (SDF), um líquido transparente que combina as propriedades remineralizantes e antibacterianas do fluoreto, é um agente terapêutico recentemente desenvolvido e promissor para o tratamento de lesões de cárie em crianças pequenas e indivíduos que requerem cuidados especiais[9] . A sua eficácia na redução de bactérias cariogénicas específicas e a sua capacidade de remineralizar o esmalte e a dentina foram demonstradas por várias investigações in vitro[10,11] .

Atualmente, sabe-se que o componente fluoreto reduz a solubilidade dos produtos ácidos do metabolismo bacteriano e fortalece a estrutura dentária contra o ataque. No entanto, o SDF também pode romper o biofilme e matar as bactérias responsáveis pelo desequilíbrio ambiental local que desmineraliza os tecidos dentários[12,13] . Assim, ao alterar os efeitos bacterianos no tecido e promover a remineralização, o SDF torna-se uma das terapias acessíveis para combater a cárie.[14]

A eficácia do SDF para travar a cárie nos dentes primários e prevenir o desenvolvimento de novas lesões de cárie radicular foi demonstrada por numerosas revisões sistemáticas. Os seis objectivos de qualidade definidos pelo Instituto de Medicina dos Estados Unidos são cumpridos por ele:-[14]

1. **Seguro**: Mais de 3800 pessoas participaram em ensaios clínicos com este medicamento e não foram registados quaisquer efeitos adversos significativos[15,16] .
2. **Eficaz**: pára cerca de 80% das lesões tratadas [15,16]
3. **Eficiente**: em menos de um minuto, os profissionais de saúde podem utilizá-lo com pouca preparação numa variedade de contextos de saúde e comunitários[15,16] .
4. **Oportuno**: Devido à sua simplicidade de utilização, pode ser utilizado como uma ferramenta de intervenção logo que o problema seja identificado[15,16] .
5. Os cuidados **centrados no doente** não são invasivos, são indolores e podem resolver as necessidades urgentes de uma criança ou de um adulto numa única sessão de tratamento[15,16] .
6. **Equitativo**: Uma vez que o medicamento custa menos de 1 dólar por cada aplicação, é um tratamento prático para grupos socioeconómicos mais baixos. A sua aplicação é igualmente eficaz e económica[15,16] .

O primeiro produto SDF, Saforide (Bee Brand Medico Dental Co, Ltd, Osaka, Japão), foi aprovado em 1970 como resultado do trabalho pioneiro dos Drs. Nishinos e Yamaga no Japão, que produziram fluoreto de prata amoniacal para combinar as actividades de F e Ag[17] . Depois, outros produtos comparáveis - como o Fluoreto de Prata 40% na Austrália (SCreighton Pharmaceuticals, Sydney), Argentina (SDF 38% várias marcas) e Brasil (muitas concentrações e marcas de SDF) - tornaram-se comercialmente disponíveis noutros locais[18,19] .

Desde 2002, foram publicados numerosos ensaios clínicos que avaliaram a eficácia do FDS (em comparação com a ausência de tratamento) e a sua eficácia comparativa com outros agentes quimiopreventivos (como o verniz fluoretado [FV]), bem como intervenções de tratamento (como o tratamento restaurador atraumático [ART]), em resultado da procura de novas formas de combater a pandemia de cárie. [20]A eficácia do SDF como agente de travagem da cárie foi demonstrada pelos resultados destas investigações[20] . A fim de ajudar os adultos a dessensibilizar a sua dentina, a Food and Drug Administration dos EUA aprovou o SDF em 2014. O primeiro tratamento comercial foi disponibilizado nos EUA em 2015[21] . A Food and Drug Administration dos EUA atribuiu a classificação de terapia inovadora ao SDF em novembro de 2016, permitindo a realização de ensaios clínicos para a detenção de cáries nos EUA[22] . A Academia Americana de Odontopediatria publicou uma diretriz em 2017 intitulada "Utilização de Diamino Fluoreto de Prata para a gestão da cárie dentária em crianças e adolescentes, incluindo aqueles com necessidades especiais de cuidados de saúde". Este documento encorajou a adoção off-label desta terapia para a contenção da cárie, tal como a FV é utilizada para a prevenção da cárie[23]

CAPÍTULO 2: ESTRUTURA E ACÇÃO-ALVO DO FLUORETO DE DIAMINA DE PRATA

O líquido incolor conhecido como diamino fluoreto de prata tem um pH de 10, 24,4-28,8% de prata, 5,45,9% de fluoreto e amoníaco.[24,25] A solução alcalina ajudou os cristalitos a crescerem, formando ligações covalentes com grupos fosfato nas proteínas[26]
.

É composto por ião diamina-prata e ião fluoreto. O ião diamina-prata é um complexo produzido pela ligação de duas moléculas de amoníaco a um ião prata. Na série espectroquímica, o amoníaco é um ligando de campo mais forte do que a água. Assim, os complexos de aminas metálicas são menos oxidados e mais estáveis do que os seus complexos aquosos comparáveis (Nilsson et al. 2006)[27] . De acordo com Chu e Lo (2008b), o complexo diamina-prata é menos oxidante e mais estável do que o fluoreto de prata. O equilíbrio é encontrado no ião diamina-prata[28] .

A maioria dos produtos SDF é fabricada com uma concentração de 38%, apesar do facto de estarem disponíveis no mercado comercial soluções SDF a 12% e 30%. A investigação demonstrou que o SDF a 38% é mais eficaz do que o SDF a 12% para travar a cárie dentária em jovens (Fung et al. 2018)[29] .

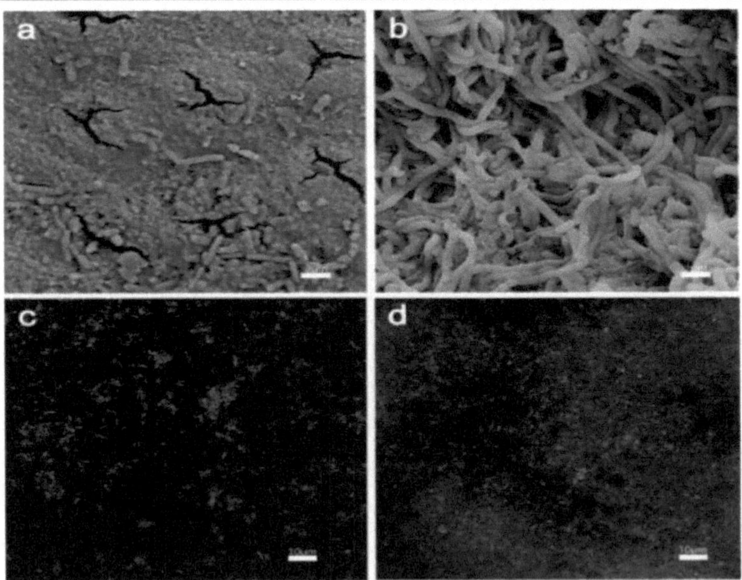

Figura 1

Crescimento de biofilme cariogénico multiespécie (Streptococcus mutans, Streptococcus sobrinus, Lactobacillus acidophilus, Lactobacillus rhamnosus e Actinomyces naeslundii) em dentina tratada com diamino fluoreto de prata (SDF) e água (controlo) após 14 d. (A) Micrografia eletrónica de varrimento de dentina tratada com SDF mostrando a agregação de bactérias induzida por SDF na superfície da dentina. (B) Micrografia eletrónica de varrimento da superfície da dentina tratada com água, mostrando que o biofilme cariogénico multiespecífico no grupo de controlo era confluente. (C) Micrografia confocal de varrimento a laser da dentina tratada com SDF. (D) Micrografia confocal de varrimento a laser de dentina tratada com água. O rácio vermelho-verde foi calculado para denotar o rácio de bactérias mortas para vivas, e mostrou rácios significativamente mais elevados no grupo SDF do que nos grupos de água. Imagens de Mei, Li, et al. (2013) [30]

ACÇÃO ORIENTADA DOS COMPONENTES - PRATA

- ACTIVIDADE ANTIBACTERIANA

A solução de SDF liberta iões de prata, que podem apresentar 3 estados de oxidação: ião de prata, ião de prata divalente e ião de prata trivalente. Destes, apenas o estado do ião de prata é suficientemente estável para ser utilizado como antibiótico (Lansdown 2006)[31] . As propriedades antibacterianas dos iões de prata podem manifestar-se de várias formas.

1. Em primeiro lugar, de acordo com Marx e Barillo (2014), os iões de prata têm a capacidade de interferir com enzimas que são necessárias para a vida e parar o mecanismo de transporte de electrões das bactérias[32] . Além disso, os iões de prata têm a capacidade de desativar enzimas através da interação com os seus grupos tiol, o que mata as células bacterianas (Russell e Hugo, 1994)[33] .
2. Em segundo lugar, ao interagir com as paredes celulares ou as membranas das bactérias, os iões de prata podem fixar-se às células, o que pode impedir a mobilidade do organismo ou resultar numa fuga ou rutura da membrana (Slawson et al.1990)[34] .
3. Em terceiro lugar, os iões de prata têm a capacidade de interagir com o ADN das células bacterianas, o que provoca a mutação do ADN e a morte da célula bacteriana, a menos que o ADN seja retido no núcleo, como no caso das células eucarióticas (Russell e Hugo 1994)[33] .
4. Em quarto lugar, os iões de prata ligam-se aos aminoácidos para formar um complexo organometálico que, ao quebrar-se, libertaria iões de prata na célula bacteriana, o que poderia romper e perturbar a membrana celular, tornando o ADN e o ARN bacterianos inactivos e, em última análise, causando a morte da célula (Lansdown 2002)[35] .

- EFEITO SOBRE OS MINERAIS DA DENTINA

Seto e colaboradores (2017) afirmaram que a reação das cáries bloqueadas por SDF com prata é responsável pelo seu endurecimento, em vez da remineralização mediada por fluoreto de cálcio[36] .

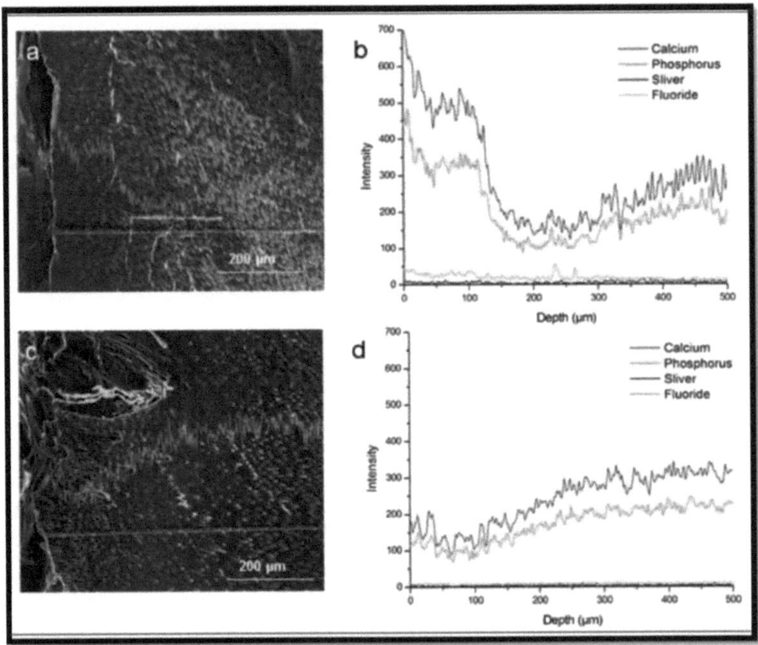

Figura 2

Distribuição elementar de cálcio, fósforo, prata e flúor ao longo da profundidade na lesão de cárie presa e na lesão de cárie ativa. (A) Imagem em corte transversal de uma lesão de cárie presa por diamino fluoreto de prata. (B) Imagem em corte transversal de uma lesão de cárie ativa. (C) Perfil elementar de varrimento em linha correspondente a (A) ao longo da profundidade de uma lesão de cárie presa. (D) Perfil elementar de linha de varrimento correspondente de (B) ao longo da profundidade de uma lesão de cárie ativa. Imagens de Mei, Ito, Cao, Lo, et al. (2014)2[5]

- **EFEITO SOBRE O COLAGÉNIO DA DENTINA**

A prata preserva indiretamente o colagénio da dentina ao inibir a colagenase da dentina, as metaloproteinases da matriz (MMPs) e as catepsinas (Tjaderhane et al. 20 1 3)[37] . Utilizando SDF numa solução a 38%, Mei et al. (2012) e Mei, Ito, Cao, Li, et al. (2014) relataram que as actividades das MMPs e catepsinas foram inibidas[38,39] .

A prata é um inibidor ligeiro da MMP-8 e da MMP-9 e um inibidor maior da catepsina B e K. Tem uma forte afinidade para as proteínas devido ao seu grande raio iónico e ao seu baixo estado de oxidação, o que pode ajudar a explicar porque inibe as proteinases catepsina e elastase[26] .

Para impedir que as enzimas realizem as suas tarefas catalíticas, é muito provável que a prata também interaja com as suas cadeias laterais reactivas (Mei, Li, et al. 2013)[26]

·

ACÇÃO ORIENTADA - FLUORETO

- **EFEITO ANTIBACTERIANO**

Foi demonstrado que o flúor inibe a produção de ácido na placa dentária. Inibe o metabolismo da placa através da inibição direta de enzimas celulares ou através do aumento da permeabilidade aos protões das membranas celulares sob a forma de fluoreto de hidrogénio (Koo 2008)[41] .

O efeito dominante do flúor na contenção da cárie é a interação direta do flúor com o tecido duro dentário durante o desenvolvimento e progressão da lesão de cárie[42] .

- **EFEITO DO FLUORETO FIRMEMENTE LIGADO NOS MINERAIS DA DENTINA**

O flúor pode reagir com a apatite de várias formas: a troca iónica de iões fluoreto por iões hidroxilo, o crescimento de cristais de fluorapatite a partir de soluções supersaturadas ou a dissolução da apatite com formação de fluoreto de cálcio (Ogard et al. 1994)[43] . Em condições ácidas, a hidroxiapatite não é tão estável quimicamente como a hidroxiapatite substituída por fluoreto.[44] Uma concentração mais elevada de hidroxiapatite substituída por flúor no esmalte dentário diminui a dissolução do dente e, por conseguinte, impede que o dente desenvolva cáries (Okazaki et al. 1999)[44] .

Um estudo recente adoptou um sistema químico para simular o ambiente salivar utilizando iões de cálcio (cloreto de cálcio) e iões de fosfato (fosfato de potássio dibásico) (Mei et al. 2017), que revelou que o SDF reagiu com o sistema e formou fluorohidroxiapatite após a incubação, que pode reagir com cálcio e fosfato e produzir uma mistura de fluorohidroxiapatite[45] . A mistura contém uma percentagem diferente de fluoreto. Estes cristais estão firmemente ligados à lesão de cárie e, por conseguinte, induzem a remineralização[45] .

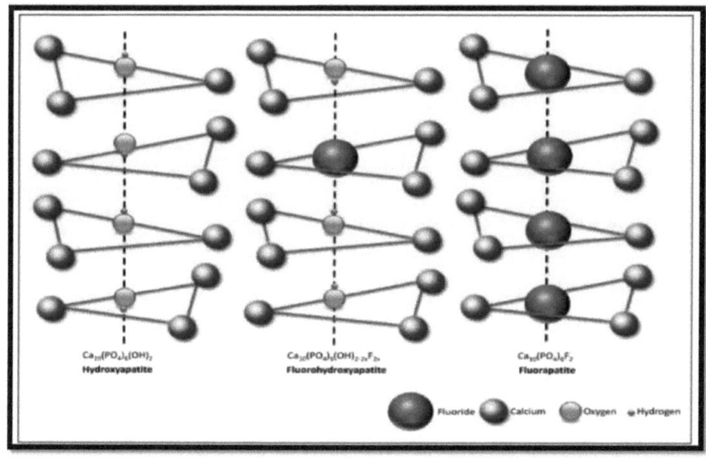

Figura 3
Estrutura cristalina da hidroxiapatite, fluorohidroxiapatite e fluorapatite[45] .

- EFEITO NO COLAGÉNIO DA DENTINA

O flúor protege o colagénio da dentina principalmente de duas formas possíveis

1. Em primeiro lugar, o flúor promove a remineralização e os cristalitos de apatite, por sua vez, cobrem e protegem o colagénio[45] .
   Utilizando a tecnologia de imunomarcação, os investigadores também encontraram mais colagénio I sólido nas lesões de cárie tratadas com SDF do que nas lesões de cárie tratadas com água (Mei, Chu, Low, et al. 2013)[30]
2. Em segundo lugar, o flúor inibe as actividades das colagenases[38] .

O flúor demonstrou ser um potente inibidor das MMP-2, MMP-8 e MMP-9, comparando o SDF com soluções de nitrato de prata e fluoreto de sódio (Mei et al. 2012)[38] . Também se demonstrou que o fluoreto suprime a atividade da catepsina B e K (Mei et al. 2012; Altinci et al. 2016), embora os mecanismos exactos ainda sejam desconhecidos[38,47] .

- COMPLEXO PRATA-FLUORETO

Durante muitos anos, foi utilizada a ideia de compostos de metal-fluoreto (Peng et al. 2012)[48] . Os iões de prata e fluoreto são libertados quando a prata e o fluoreto se misturam numa solução de amoníaco[42] . Foi demonstrado que a prata tem propriedades antimicrobianas. Além disso, interage com as cadeias laterais reactivas das enzimas, impedindo-as de catalisar reacções[42] .

Para além do seu papel bem conhecido na remineralização, o flúor também bloqueia as acções da colagenase. Foi estabelecido que o flúor e a prata trabalham em conjunto para travar a cárie dentária, em vez de actuarem apenas como uma adição única.
Os valores de pH das soluções de 12%, 30% e 38% de SDF são alcalinos, com uma acidez de aproximadamente 9 a 10[42] .
As enzimas que degradam o colagénio, como as catepsinas e as MMPs, podem ser activadas num ambiente ácido. A natureza alcalina do SDF também pode ajudar a neutralizar a acidez e a desativar as enzimas[42] .

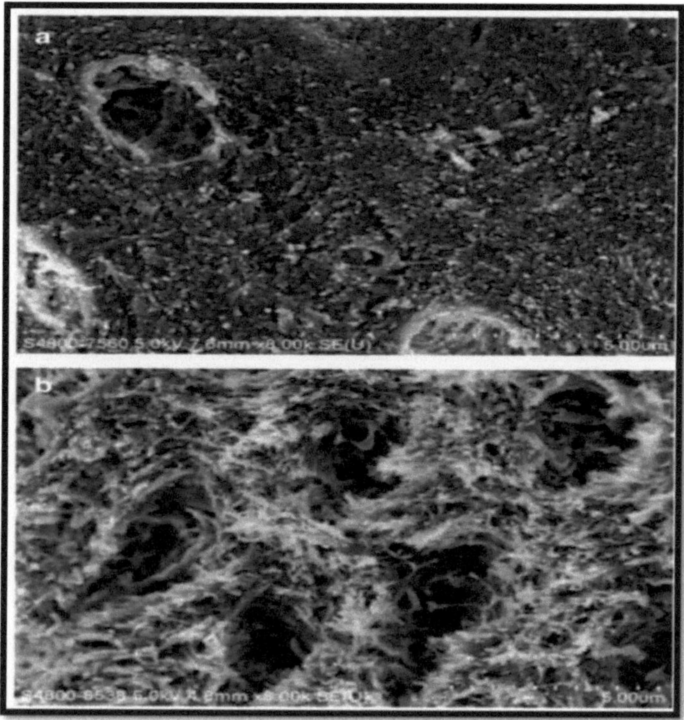

Figura 4

Morfologia da superfície da lesão de cárie de dentina presa após tratamento com diamino fluoreto de prata (A) e lesão de cárie dentária ativa (B) sob microscopia eletrónica de varrimento. Imagens de Mei et al. (2014)[46]

Resumo

O processo de cárie pode ser efetivamente interrompido com 38% SDF, em contraste com outras soluções de flúor que funcionam principalmente para impedir o desenvolvimento de novas cáries. Uma possível explicação para este fenómeno é a interação sinérgica entre o flúor e os iões de prata[42] .

CAPÍTULO 3: DIAMINO FLUORETO DE PRATA E CÁRIES DENTÁRIAS

Quando a cárie avançou para a dentina e resultou numa profundidade de lesão considerável, a condição é referida como cárie dentária[49] . É revelada uma superfície de dentina que foi desmineralizada e quebrada por proteases bacterianas e nativas para permitir o crescimento de uma lesão, juntamente com a matriz orgânica colagénica.[50] A desmineralização e a deterioração orgânica são dois passos no complicado processo de desenvolvimento da cárie dentária. Quando uma superfície de dentina fica desmineralizada, a matriz orgânica torna-se visível. As proteínas não colagénicas constituem os restantes 10% da matriz orgânica, com o colagénio fibrilar tipo I a constituir os restantes 90%[51] .

O nitrato de prata (AgNO3) foi o primeiro tratamento contendo prata extensivamente descrito para travar a cárie dentária. Nos EUA, o nitrato de prata a 25% é utilizado para travar as lesões de cárie[52] .

Os agentes tópicos de fluoreto (F), como o fluoreto de sódio (NaF) e o diamino fluoreto de prata (SDF), também são utilizados para travar as cáries.[53] Uma revisão da literatura sobre o SDF concluiu que este é eficaz na prevenção e contenção de cáries coronais e radiculares.[54] Outra revisão concluiu que o SDF é um agente preventivo de cáries seguro, eficaz, eficiente e equitativo que parece cumprir os critérios dos Objectivos do Milénio da OMS e do Instituto dos EUA.[55] Enquanto os estudos relatam o sucesso clínico do SDF na contenção da cárie dentária,[55] estudos laboratoriais descobriram que o SDF tem um efeito antibacteriano intenso no biofilme cariogénico e impede a progressão da cárie[56-59] O conteúdo mineral da dentina cariada e a sua microdureza foram ambos aumentados eficazmente pelo SDF em numerosas investigações laboratoriais.[60-64] O nosso estudo recente também demonstrou que o SDF impediu a degradação do colagénio da dentina após um desafio com colagenase bacteriana. Especificamente, o SDF inibiu fortemente a atividade proteolítica da MMP-2, MMP-8 e MMP-9, que são três das principais MMPs envolvidas na degradação do colagénio[65] . As catepsinas são outra enzima essencial que pode ativar as MMPs e estar diretamente implicada na degradação do colagénio, de acordo com estudos recentes[66,67] . As soluções SDF têm uma elevada percentagem de inibição tanto da catepsina B como da K[68] .

Os efeitos do SDF na dentina têm sido investigados maioritariamente utilizando modelos ex vivo. De acordo com Shah et al. (2014)[69] , existe a possibilidade de que os compostos de prata tenham obstruído os túbulos dentinários em lesões cariosas, o que impediu a entrada de microrganismos na dentina e fez com que o ácido se difundisse através dos túbulos. Em espécimes de dentina tratados com SDF, foram detetados prata metálica e cloreto de prata (Mei et al. 2012; Yu et al. 2018)[70,71] . Especificamente, a prata foi observada nos túbulos dentinários em espécimes isolados de dentina ou esmalte tratados com SDF (Yu et al. 2018; Sayed et al. 2019 ,[7172] .

A investigação atual também analisou a forma como o componente de prata do SDF interage com a dentina. Foi demonstrado que o SDF se combina com a hidroxiapatita para gerar fosfato de prata insolúvel, fluoreto de cálcio e fluoroapatita, o que aumenta a dureza da dentina e a resistência à desmineralização ou à dissolução ácida (Suzuki et al. 1974; Shah et al. 2014)[69,73] .

O efeito do SDF abrange a superfície da dentina cariada até à câmara pulpar e contribui para alterações nas propriedades físico-químicas do dente.[74]

O método de ação do SDF na prevenção e dessensibilização da cárie, incluindo a produção de dentina terciária, é influenciado pela sua interação com o complexo dentina-polpa, que por sua vez modifica as caraterísticas físico-químicas do dente. O significado do "flocking" de vários elementos, incluindo metais vestigiais que podem estar envolvidos na formação de minerais biologicamente induzidos ou controlados, é ilustrado por mapas espaciais de elementos que abrangem a margem cariada até à polpa[74] .

CAPÍTULO 4: ACÇÃO DO FLUORETO DE DIAMINO DE PRATA SOBRE OS MATERIAIS PRIMÁRIOS E DENTES PERMANENTES

A cárie dentária continua a ser um problema importante para a saúde pública. De acordo com a Organização Mundial de Saúde (OMS), esta doença afecta a maioria dos adultos, bem como 60% a 90% das crianças em idade escolar. De acordo com Petersen et al. , esta doença não transmissível é uma das principais razões pelas quais as pessoas mais velhas perdem os seus dentes naturais.[75] Em comparação com outros tratamentos com flúor, como o verniz de fluoreto de sódio, o tratamento com FDS é mais eficaz na redução das lesões de cárie porque combina o impacto remineralizante do flúor com a atividade antibacteriana da prata (Shah et al.,)[76] . Consequentemente, o SDF tem sido considerado um agente cariostático seguro, eficaz e económico; como tal, a sua utilização no tratamento da cárie dentária está alinhada com os princípios da medicina dentária minimamente invasiva (MID) (Frencken et al.,)[77] .

SDF EM DENTES PERMANENTES

Llodra et al. (2005) avaliaram o efeito do SDF apenas a cada 6 meses em vez de 1 ano. Houve 0,4 novas lesões cariosas activas e 0,3 lesões cariosas inactivas após o tratamento com SDF. Comparando este resultado com o do grupo de controlo (1,1 lesões cariosas activas e 0,1 lesões inactivas), foi possível determinar que a utilização do SDF pode parar a progressão da cárie e inativar as lesões cariosas existentes[78]

Tan et al. (2010) examinaram os efeitos da aplicação do SDF e da educação em saúde oral (OHE) em comparação com os grupos de controlo, que consistiam apenas em OHE e vernizes dentários contendo clorexidina ou fluoreto de sódio. Em comparação com a clorexidina e/ou o fluoreto de sódio, isto sugere que o FDS foi um tratamento bem sucedido para travar as cáries radiculares em pessoas idosas.[79]

Liu et al. (2012) analisaram o uso de SDF para tratar cáries dentárias em dentes permanentes de crianças, e encontraram melhorias significativas nas fissuras ($p <.02$), bem como no dente ($p <.04$). Comparando este estudo com o de Tan et al. (2010)[78] , verificou-se que as fracções preventivas para o fluoreto de sódio e o SDF eram significativamente mais semelhantes.[80]

Zhang et al. (2013) descobriram que o SDF melhorou significativamente a terapia de cárie radicular ($p <.05$). Uma fração preventiva de 28% foi obtida com a terapia SDF. Uma fração preventiva maior de 33% foi obtida quando o SDF foi tratado com educação em saúde bucal[81] .

No seu estudo de 2021, Mendiratta et al. avaliaram a eficácia da utilização de 38% de SDF isolado em comparação com o cimento de ionómero de vidro (GIC) e o verniz fluoretado na detenção de cáries dentárias, ou Nyvad Score 2/3 em dentes posteriores permanentes em pessoas com deficiência ($n = 82$). De acordo com os relatórios, a taxa de paragem da cárie com o SDF foi de 94,5%, enquanto a taxa com o GIC e o verniz fluoretado foi de 90,1% ($p = 0,405$). Além disso, o SDF apresentou uma percentagem de prevenção de cáries de 45% em comparação com o GIC quando foi aplicado verniz fluoretado.[82]

Num estudo recente, Hamdi et al. (2022) examinaram os efeitos de remineralização do fosfato de cálcio amorfo de fosfopeptídeo de caseína (CPP-ACP), do diamino fluoreto de prata com iodeto de potássio (SDF-KI) e da pasta de silicato tricálcico (TCS) para lesões precoces de esmalte em dentes molares permanentes ($n = 45$). Durante um período de 24 meses, o SDF-KI foi utilizado para parar 54,8% das lesões cariosas precoces do esmalte, em comparação com 100% nos grupos TCS e CPP-ACP ($p < .001$).[83]

Satyarup et al. (2022) investigaram a eficácia do SDF a 38% e do tratamento restaurador atraumático (ART) no tratamento da cárie dentária dos molares permanentes em crianças durante um período de 9 meses. O grupo de tratamento com SDF apresentava 5,6% de dentes cariados e restaurações parcialmente perdidas, enquanto o grupo de controlo apresentava 16,7% de dentes cariados com restaurações parcialmente perdidas e 8,9% de dentes cariados com restaurações completamente perdidas ($p = 0,004$). Estes resultados indicam que o SDF foi benéfico para travar a cárie.[84]

Em conclusão, os pacientes adultos com cáries dentárias não consideram frequentemente o SDF como uma opção terapêutica. Consequentemente, a utilização de SDF no tratamento de cáries dentárias, tanto em adultos como em crianças, deve ser tida em conta nas diretrizes e regulamentos. No entanto, é necessário um estudo mais aprofundado para compreender plenamente a cárie coronária em adultos. Comparando a utilização do FDS com outras aplicações tópicas, como o verniz dentário contendo fluoreto de sódio, este último apresenta elevadas percentagens de prevenção em crianças e populações mais idosas.[85]

SDF EM DENTES DECÍDUOS

De acordo com dados divulgados por países europeus, 61% das crianças com idades compreendidas entre os 6 e os 12 anos tinham pelo menos um dente danificado por cárie dentária. Para além dos seus efeitos agravantes na saúde oral das crianças, a cárie dentária pode também ser financeiramente onerosa para a sociedade devido à sua prevalência generalizada[86] . O método atual de tratamento da cárie dentária é o tratamento conservador. Inclui a deteção precoce de lesões não cavitadas, a determinação do risco de cárie da criança, a determinação da atividade da doença, uma vigilância válida e fiável para escolher as abordagens conservadoras mais adequadas e a observação de sinais de paragem da cárie ou de avanço das lesões cariosas[87] .

Chu et al. (2002) investigaram a eficácia do SDF e do NaF para travar a cárie dentária em 375 crianças com idades compreendidas entre os três e os cinco anos. Em comparação com as crianças de outros grupos que receberam terapia com verniz SDF e NaF, descobriu-se que as crianças do grupo de controlo tinham mais lesões novas[88]

Monse et al. (2012) distribuíram crianças aleatoriamente de oito escolas para aplicação de 38% de SDF ou selante de tratamento restaurador atraumático (ART). Descobriu-se que não havia diferença percetível na incidência de cáries entre os grupos tratados com SDF e os não tratados. Além disso, a incidência de cáries foi reduzida nas crianças que receberam a terapia com 38% de SDF com selante[89]

A FDA aprovou o uso off-label do diamino fluoreto de sódio (SDF) para tratar dentes sensíveis e parar o processo de cárie. Por outro lado, a sua utilização como produto de paragem temporária da cárie foi recentemente aprovada (código D1354)[90] .

Em 2012, Zhi et al. realizaram um estudo comparando a eficiência do SDF a 38% aplicado anualmente, semestralmente e anualmente com a aplicação de GIC na paragem da cárie dentária. O grupo que aplicou 38% SDF a cada seis meses durante 24 meses teve uma taxa de detenção de cárie mais elevada do que os outros dois grupos[91] .

De acordo com a pesquisa realizada por Dos Santos et al. (2012), há uma diferença estatisticamente significativa na eficiência do SDF 38% em parar a cárie em comparação com o tratamento restaurador provisório (IRT) utilizando obturações GIC. ($p < 0.05$)[92]

Uma revisão sistemática efectuada por Gao et al. (2016) referiu que a atividade da cárie pode ser travada pela aplicação de fluoreto tópico sem intervenções cirúrgicas[93]

De acordo com a revisão sistemática de Trieu et al. (2019), a eficiência do SDF e do verniz NaF em parar o avanço da cárie dentária foi considerada duas vezes maior durante um período de 30 meses. Por esta razão, o SDF é superior ao NaF para travar o avanço da cárie dentária[94] .

Mabangkhru et al. (2020) compararam a eficácia da aplicação de 38% de SDF e 5% de verniz NaF na interrupção de cáries em crianças de 1-3 anos numa experiência clínica aleatória. De acordo com a análise de regressão logística multinível, a utilização de 38% SDF foi mais bem sucedida do que a aplicação de verniz NaF a 5% para travar a cárie dentária[95] .

Com base nos resultados, a aplicação do SDF é uma prática prática e eficaz para travar as lesões cariosas da dentina na dentição primária. Quando comparado com os tratamentos e materiais tópicos de flúor comummente utilizados, o SDF demonstrou uma eficácia superior na interrupção das cáries na dentição primária e na dentição mista precoce.[96]

CAPÍTULO 5: REMINERALIZAÇÃO QUÍMICA POR DIAMINA DE PRATA

FLUORETO

A cárie dentária é uma doença multifatorial que depende de um equilíbrio entre factores patológicos e protectores. Com a constatação da necessidade de estabelecer um equilíbrio saudável entre estes factores, os princípios de tratamento da cárie dentária mudaram gradualmente para a paragem precoce das lesões cariosas iniciais e para a melhoria da remineralização quando ocorre desmineralização.[96]

Esta estrutura microporosa do esmalte mantém o equilíbrio entre a desmineralização e a remineralização dinâmico, proporcionando a troca de iões entre o ambiente oral, ou seja, a saliva, a placa bacteriana e a superfície do dente[97] . Quando o ambiente intra-oral desce abaixo do pH crítico (5,5), o equilíbrio desmineralização/remineralização muda a favor da desmineralização, como resultado da remoção de iões de cálcio (Ca2+) e fosfato (PO43-) da superfície dentária. No processo que se segue, ocorre cavitação na superfície do esmalte, mas o esmalte pode ser cicatrizado com métodos de proteção não invasivos sem cavitação, e o equilíbrio pode ser virado a favor da remineralização.[98]

Os tratamentos preventivos e não restauradores, como a utilização de agentes fluoretados, são amplamente utilizados no tratamento da cárie dentária.[98]

O SDF mostrou um maior efeito inibitório tanto na desmineralização da dentina como na degradação do colagénio. Esta pode ser a razão do seu sucesso na contenção da cárie em ensaios clínicos.[98] Para remineralizar a dentina desmineralizada, devem ser cumpridos três pré-requisitos.[99] Em primeiro lugar, devem existir cristais minerais residuais que possam atuar como canais de crescimento. Em segundo lugar, é necessário que haja uma abundância de fontes minerais que contenham cálcio e fósforo. Por último, para que a estrutura de colagénio actue como um suporte para o crescimento dos cristais minerais, esta deve ser sólida. Por conseguinte, a remineralização da dentina desmineralizada requer um ambiente que promova a precipitação de cálcio e fósforo. Adicionalmente, o colagénio da dentina não danificada deve estar presente[99] .

A dentina tratada com SDF exibiu um aumento tanto no tamanho do cristal de hidroxiapatita como no conteúdo mineral/orgânico. A formação de várias fases cristalinas nas superfícies da dentina, juntamente com alterações composicionais e microestruturais, tem sido associada a uma melhoria parcial das caraterísticas mecânicas da dentina remineralizada. Esses produtos sustentam a capacidade remineralizante do SDF e previnem a desmineralização da estrutura dentinária, promovendo diversos efeitos sobre as caraterísticas da dentina que resistiu a um ataque ácido experimental. Os tratamentos à base de produtos SDF influenciaram as caraterísticas químicas da dentina desmineralizada[99] .

O tratamento com SDF gera um efeito de reticulação do colagénio que influencia os mecanismos de precipitação mineral e, em última análise, afecta as propriedades mecânicas da estrutura da dentina. Além disso, os componentes inorgânicos/orgânicos indicaram que, após a aplicação dos produtos SDF, o teor de fosfato aumentou relativamente. O SDF reage com a hidroxiapatite que compõe a dentina mineral para formar fluoreto de cálcio e sais insolúveis de fosfato de prata, aumentando a resistência à dissolução ácida. [100,101]A capacidade de remineralização do SDF pode ser atribuída ao seu pH alcalino, bem como à grande quantidade de flúor (44.800 ppm), resultando na formação de fluorapatita, que pode atuar num processo sinérgico para promover a remineralização. [102] Além disso, alguns estudos mostraram que os compostos de SDF reagem com iões de cálcio e fosfato para produzir cristais de fluorohidroxiapatite. [103]As condições alcalinas produzidas pelos tratamentos com SDF são favoráveis à síntese de fluorohidroxiapatite, o que pode acelerar o processo de reação, promovendo a precipitação. [104]Além disso, os tamanhos dos cristais de apatite e/ou a perfeição da rede cristalina acompanham a absorção de fluoreto em solução fisiológica. [105]O dente tratado com SDF mostra uma melhoria nas propriedades mecânicas da dentina desmineralizada. Além disso, uma maior concentração de SDF gerou um maior efeito inibitório sobre as MMPs,[106] o que pode contribuir para evitar a degradação do colagénio, reforçando as propriedades mecânicas. Além disso, a melhora nas propriedades mecânicas também pode ser atribuída à alteração no conteúdo mineral/orgânico e suas caraterísticas cristalinas. A alteração das propriedades físico-químicas da dentina tratada com SDF melhora as propriedades mecânicas das superfícies dentinárias. Assim, a capacidade de remineralização do tratamento, devido à potencial reação dos seus compostos químicos com a hidroxiapatite do mineral da dentina,[107] pareceu mostrar um efeito mecânico na dentina desmineralizada

A aplicação destes produtos provoca a precipitação de diferentes sais cristalinos, o que está associado a um aumento do conteúdo mineral/orgânico e a uma alteração das caraterísticas cristalinas da dentina, aumentando assim as propriedades mecânicas da dentina desmineralizada.[103]

CAPÍTULO 6 : PENETRAÇÃO E PRECIPITAÇÃO DE FLUORETO DE DIAMINA DE PRATA

A preservação da vitalidade da polpa é crucial para o tratamento de cáries profundas. Para diminuir o risco de exposição mecânica da polpa, a terapia baseada em evidências recomenda a remoção selectiva da cárie e a escavação progressiva até à dentina mole[108] . Clinicamente, é difícil avaliar a quantidade exacta de tecido cariado que cobre a polpa, e as opiniões sobre a quantidade máxima de cárie que pode ser removida sem causar problemas estão divididas. Como resultado, os julgamentos sobre se a reentrada é necessária - o que levanta a possibilidade de exposição da polpa - são arbitrários. Se as defesas da polpa-dentina funcionarem bem, apesar do potencial da lesão cariosa ativa selada para se tornar completamente dormente[109] .

Em cavidades profundas, o diamino fluoreto de prata (SDF) mostra-se promissor como um agente adjuvante para a técnica de erradicação selectiva de cáries. De acordo com pesquisas recentes, o SDF pode atuar através dos seguintes mecanismos:

(i) impedir o crescimento de bactérias cariogénicas[110,111] ,
(ii) retardar a desmineralização da dentina cariada[110,111,112] ,
(iii) favorecer a remineralização da dentina desmineralizada[110,112,] e
(iv) prevenindo a degradação do colagénio[112,113] . A segurança e a eficácia da aplicação do SDF em lesões cariosas profundas depende do grau de penetração e dispersão das partículas de prata.

Quando o esmalte dentário atinge a maturidade, é um tecido altamente mineralizado com uma percentagem em peso de 96% de minerais, 4% de matéria orgânica e 4% de água [Nanci, 2013b][114] . Os componentes estruturais básicos do esmalte são bastonetes inter e fortemente organizados. A partir da junção dentino-esmalte em direção à superfície do dente, os bastonetes estão posicionados aproximadamente de forma perpendicular [Nanci, 2013b][114] . A disposição e a curvatura das hastes influenciam o padrão de mineralização, a taxa de progressão da cárie e a resistência do esmalte a pressões mecânicas durante a função dentária, tornando-as clinicamente significativas.

As partículas de prata penetraram da superfície verticalmente, seguindo a direção das hastes, no esmalte desmineralizado e na dentina. O grau de penetração da prata foi associado à magnitude da desmineralização do esmalte[115] . As bainhas das hastes, também chamadas de zonas periprismáticas, são os limites entre as hastes e os interrodos através dos quais a precipitação da prata se estendeu. As bainhas das hastes, especificamente no esmalte parcialmente desmineralizado com espaços alargados entre as hastes e os interrodos, provavelmente forneceram o caminho para a penetração da prata[115] .

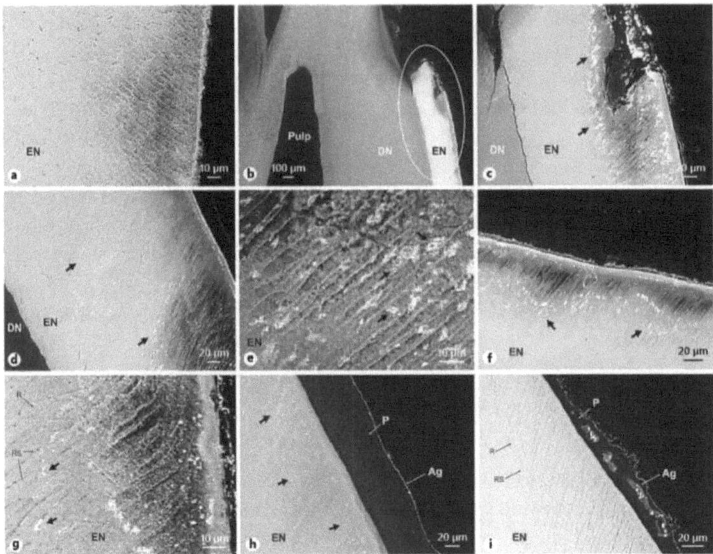

Figura 5

Penetração de prata no esmalte tratado com 38% SDF. Nas micrografias qBSE-SEM, as imagens a preto e branco representam as diferenças na densidade de mineralização. Os pontos mais brancos indicam a deposição de partículas de prata (setas) no esmalte.

a. Lesão cariosa sem tratamento com SDF. A desmineralização do esmalte é evidente.
b. Lesão cariosa do esmalte (assinalada com um círculo) tratada com SDF.
c. Vista ampliada das partículas de prata depositadas no esmalte desmineralizado.
d. Distribuição das partículas de prata no esmalte.
e. Vista ampliada da precipitação de partículas de prata em barras de esmalte desmineralizadas.
f. Uma zona enriquecida com prata densa e brilhante é evidente na lesão cariosa mais profunda.
g. Vista ampliada da zona mais profunda enriquecida com prata. A precipitação de prata estende-se através das hastes de esmalte e das bainhas das hastes.
h. Penetração da prata através da película no esmalte desmineralizado
i. i A prata deposita-se na película, mas a penetração não é evidente no esmalte sólido.

* Ag, partículas de prata; DN, dentina; EN, esmalte; P, película; qBSE-SEM, microscopia eletrónica de varrimento com retrodifusão quantitativa; R, haste de esmalte; RS, bainha da haste; SDF, fluoreto de diamina de prata[115]

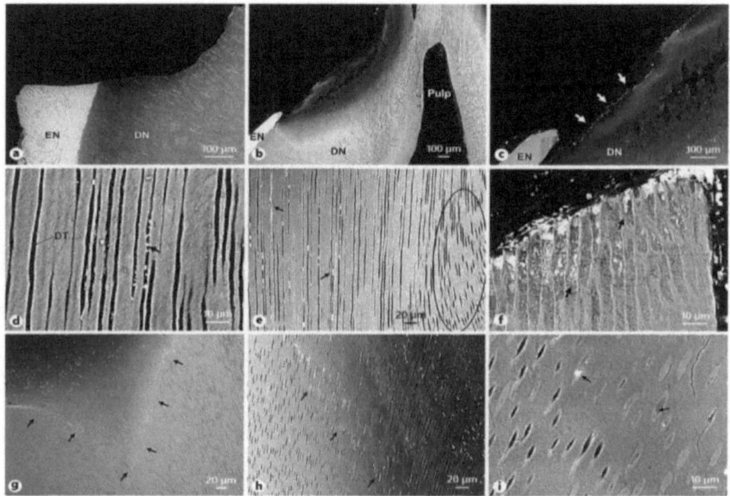

Figura 6 - Penetração de prata na dentina tratada com 38% SDF.

a. Lesão cariosa sem tratamento com SDF. Foi identificada desmineralização da dentina.
b. A lesão cariosa foi tratada com SDF.
c. Vista ampliada das partículas de prata altamente concentradas alinhadas ao longo da superfície de uma lesão cariosa.
d. Vista em corte vertical da prata penetrada nos túbulos dentinários.
e. A precipitação de prata foi observada nos túbulos dentinários verticais, mas não se estendeu aos túbulos dentinários que tinham mudado de direção (circulados).
f. Vista ampliada da prata depositada e penetrada nos túbulos dentinários
g. Zonas densas e brilhantes enriquecidas com prata identificadas nas lesões cariosas mais profundas.
h. Vista ampliada das zonas enriquecidas com prata mostrando a precipitação de prata nos túbulos dentinários em direção às lesões desmineralizadas mais profundas.
i. Uma parte dos túbulos dentinários estava vazia, e a outra parte estava aparentemente selada por partículas de prata e outros minerais.[115]

Com o objetivo de determinar o grau de penetração da prata, o micro-CT produziu imagens tridimensionais de espécimes de dentes que tinham sido tratados com SDF. Os resultados revelaram que as lesões estavam rodeadas por "zonas" ou "escudos" feitos de prata. As seguintes teorias explicam estas observações[115] :

(1) O estabelecimento da zona enriquecida com prata pode ser o resultado de alterações no microambiente dos túbulos dentinários provocadas pelo desenvolvimento da cárie.

(2) Alterações na orientação dos túbulos dentinários na interface entre a dentina primária (próxima ao esmalte) e a dentina secundária (próxima à câmara pulpar e menos regular) podem ser a causa da parada "súbita" na precipitação da prata.

(3) Os túbulos dentinários podem estar bloqueados pela matriz de colagénio da dentina desnaturada e por resíduos metabólicos de um processo carioso que impede a penetração da prata, ou podem estar carregados de microrganismos cariogénicos.

(4) As partículas de prata ou outros minerais que fecham mecanicamente os túbulos dentinários desmineralizados podem causar uma remineralização parcial.

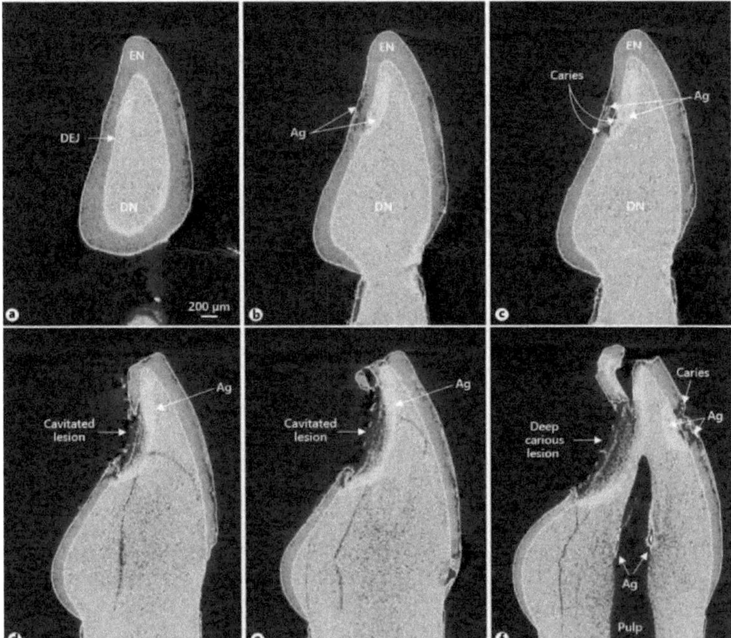

Figura 7

Imagens de tomografia micro-computada do efeito do SDF em lesões cariosas. A extensão da penetração da prata foi associada aos graus de desmineralização do esmalte e da dentina.

a. Não se observou qualquer precipitação de prata na superfície do esmalte sólido.

b. A penetração da prata foi observada no esmalte desmineralizado que estava clinicamente intacto e passou através da junção dentino-esmalte para a dentina.

c. A precipitação de prata ocorreu nas lesões incipientes do esmalte e da dentina.

d. e.- As lesões cavitadas estavam rodeadas por precipitados de prata altamente concentrados.

f. Nas lesões cariosas profundas, foram observadas precipitações de prata no interior da polpa

câmaras.

* Ag, partículas de prata; DEJ, junção dentino-esmalte; DN, dentina; EN, esmalte; SDF, fluoreto de diamina de prata[115]

Os elementos primários encontrados nas lesões cariosas tratadas com SDF foram o carbono, o oxigénio, o fósforo, a prata, o cálcio e o cloro, de acordo com o estudo combinado de EDX e qBSE-SEM. Os elementos menores encontrados na zona de precipitação do SDF também incluíram silício, enxofre, magnésio, alumínio, sódio e zinco. As lesões cariosas apresentavam regularmente a presença de três elementos essenciais: prata, fósforo e cálcio[115] . A produção de fosfato de prata (Ag3PO4), fluoreto de cálcio (CaF2) e fluorapatite [Ca10(PO4)6F2] nas lesões tratadas foi proposta por investigações anteriores como o mecanismo primário de paragem da cárie induzida pelo SDF [Yamaga et al., 1972][116] . O flúor tem sido designado como um elemento cariostático crucial [LeGeros, 1991] devido à sua correlação com o desenvolvimento de apatite biológica, estabilidade química e solubilidade[117]

De acordo com um estudo [Sinha et al.][118] , os iões de cálcio, fosfato e fluoreto encontravam-se elevados na dentina afetada por lesões cariosas profundas tratadas com SDF. A deposição de fosfato de prata foi responsabilizada por Yamaga et al. pela elevada dureza da dentina cariada tratada com SDF[116] . Mei et al. colocaram a hipótese de o aumento da dureza das superfícies dentárias tratadas ser causado por partículas de prata[119]
.

Em conclusão, após o tratamento com solução de SDF a 38%, a penetração e a precipitação da prata foram visíveis nas lesões cariosas dos dentes decíduos. A investigação confirmou que a precipitação da prata penetrou nas hastes de esmalte desmineralizado e nos túbulos dentinários através do complexo pelicular e das bainhas das hastes[115] .

CAPÍTULO 7 : DIAMINO FLUORETO DE PRATA - COMO AGENTE DE CAPEAMENTO PULPAR INDIRECTO

O tratamento de dentes decíduos pode ser complicado por lesões cariosas profundas[120] . A aplicação de capeamento pulpar indireto (IPC) ou tratamento pulpar indireto (IPT) é recomendada na ausência de quaisquer indicações ou sintomas de envolvimento pulpar[121] . Este método forma uma matriz semelhante à dentina (dentina terciária) como parte do processo de reparação do complexo dentina-polpa, com o objetivo principal de parar o avanço da cárie e manter a vitalidade da polpa[122] .

Em odontopediatria, a direção atual do tratamento é no sentido de procedimentos preventivos e não cirúrgicos menos invasivos[12] 3. De acordo com as diretrizes da AAPD, o IPC demonstrou uma maior taxa de sucesso, independentemente dos materiais utilizados[12] 4. Ao remover a camada exterior de dentina cariada, o capeamento pulpar indireto erradica eficazmente a maioria dos germes presentes na lesão. O substrato no qual as bactérias se desenvolvem para criar ácido e causar mais desmineralização desaparece quando a lesão é selada.[125,126] Embora provavelmente não existam muitas bactérias na dentina cariada que ainda está presente no dente, estas são significativamente reduzidas quando esta camada é coberta com uma substância apropriada de capeamento pulpar indireto que pode selar os germes que habitam os túbulos. As poucas bactérias viáveis nos túbulos dentinários perecem na falta de nutrição (como restos de alimentos em lesões cariosas abertas e dentina cariosa descalcificada e amolecida)[127,128] . Para além disso, o microambiente do dente inclinar-se-á para a regeneração sob a forma de depósito de dentina reparadora/terciária se o material de capeamento pulpar puder desnaturar e encorajar a remineralização da dentina cariada amolecida.[127]

O SDF funciona bem para parar a cárie dentária primária. Devido às suas qualidades excepcionais como forrador de cavidades - nomeadamente, a sua capacidade de impedir o avanço das cáries e o seu impacto na dessensibilização dos dentes, tanto nos dentes decíduos como nos permanentes - o SDF tem demonstrado taxas de sucesso notáveis ao longo dos anos[129,130] . Liberta flúor e ajuda na deposição de fosfato de prata para restaurar o conteúdo mineral, resultando no endurecimento da estrutura dentária. O flúor libertado pela diamina de prata pode penetrar melhor na dentina do que no esmalte devido à maior quantidade de substrato proteico, carbonatos e fosfatos na dentina para reação.[131] . O SDF aumentou os iões de cálcio, fosfato e fluoreto na dentina afetada por cáries, sendo os iões de fluoreto os mais elevados. Os iões de cálcio podem ter migrado do sangue pulpar, uma vez que o SDF não lixivia quaisquer iões de cálcio. Dado que a maioria dos casos mostrou uma descoloração negra sob o local de tratamento com SDF após a reentrada, é possível que a deposição de fosfato de prata seja responsável pelo aumento dos iões de fosfato. A lixiviação dos iões fluoreto do diamino fluoreto de prata pode ser a causa do aumento dos iões fluoreto. Estas caraterísticas dos SDF tornam-nos substitutos viáveis do $Ca(OH)2$ para o capeamento pulpar indireto[132] .

De acordo com uma análise abrangente que examinou o efeito do SDF na polpa, a administração tópica pode reduzir significativamente o peso da doença dentária não tratada em crianças e é útil para evitar cáries nos dentes primários[133] .

Uma meta-análise que comparou os materiais SDF e Dycal IPC em molares primários revelou uma diferença não significativa a favor do grupo SDF. No entanto, dada a baixa qualidade dos dados, estes resultados devem ser interpretados com cautela. Os resultados de um teste de sensibilidade que incluiu tanto RCTs como estudos não RCT foram consistentes. Mas o impacto cumulativo foi maior[134] .

Em comparação com o CaOH, o SDF produziu melhores resultados clínicos e radiográficos em três dos quatro ensaios clínicos.[135]

CAPÍTULO 8 : VÁRIOS MÉTODOS PARA ESTUDAR O DIAMINO FLUORETO DE PRATA EM DENTES DECÍDUOS

Os investigadores podem utilizar uma variedade de técnicas para examinar os efeitos do diamino fluoreto de prata nos dentes decíduos, incluindo a microtomografia computorizada, a difração de raios X, a electromicroscopia de varrimento e abordagens clínicas.

MÉTODO CLÍNICO

CRITÉRIOS DE DIAGNÓSTICO -Clinicamente, as cavidades que são pretas indicam paragem e as que são castanho-amareladas indicam atividade. Durante o processo de sondagem, foi exercido um cuidado extremo para evitar danos nos dentes e foi aplicada apenas uma força ligeira. A cárie ativa foi identificada se a sonda esférica da OMS pudesse ser empurrada suavemente para dentro da parede ou do fundo da cavidade. As cáries presas foram definidas como cavidades firmes e de superfície lisa.[136]

SEGUIMENTO A cor (amarela, preta e castanha) e a textura (macia, dura, calcária e brilhante) das lesões tratadas foram medidas no início e em cada visita de seguimento, utilizando uma sonda esférica da OMS e uma ligeira pressão. A eficácia do SDF foi avaliada com base nos resultados clínicos, sendo que as lesões escuras, duras e pretas, sem dor ou infeção, foram consideradas resultados positivos.[136]

A eficácia do SDF para travar a cárie dentária foi examinada em ensaios clínicos com durações que variam entre três meses e três anos. Nos acompanhamentos de três semanas e três meses, descobrimos uma taxa de detenção de cáries de 100% e 94,57%, respetivamente[137] . De acordo com Crystal YO e Niederman R, as lesões que foram tratadas devem ser avaliadas um mês após a cirurgia, e a reaplicação é opcional, se necessário, para conseguir a detenção de todas as lesões visadas[138] . Três meses após a administração do SDF, Clemens et al. e Caroline et al. registaram 98% e 89,6% de lesões bloqueadas, respetivamente[139] .

MÉTODO DE MICROSCÓPIO ELECTRÓNICO DE VARRIMENTO

De acordo com os resultados do estudo "Investigar os efeitos inibitórios do diamino fluoreto de prata (SDF) a 38% na dentina desmineralizada", a morfologia da superfície sob uma imagem SEM mostrou uma desmineralização óbvia com colagénio exposto. As secções transversais dos espécimes revelaram aglomerados de grãos granulares e esféricos. Adicionalmente, notámos que a superfície geralmente lisa dos espécimes escondia fibras de colagénio da dentina. As imagens de secção transversal revelaram abundantes formas granulares de grãos esféricos na área inter-tubular. Os resultados para alguns grupos mostraram uma superfície ligeiramente rugosa com algum colagénio exposto e um espaço interfibrilar maior. Estas observações foram confirmadas por imagens de secções transversais. Os grupos mostraram sinais dos efeitos da desmineralização parcial. Tanto as fibras expostas intra-tubulares como inter-tubulares foram vistas em ampliações mais elevadas. Da mesma forma, o colagénio exposto era visivelmente evidente e escassamente distribuído nas imagens de corte transversal. A estrutura granular era escassa nos grânulos esféricos[140]

Outro estudo verificou que todas as amostras apresentavam cristais homogeneamente dispostos, com bastonetes de esmalte bem coalescidos, sem qualquer perda de caraterísticas estruturais. Este estudo procurou determinar a resistência do esmalte do dente primário à desmineralização após a aplicação tópica de três agentes fluoretados, SDF, APF e NaF. Uma camada de CaF_2 com uma forma granular estava presente no esmalte. As amostras de esmalte tratadas com diamino fluoreto de prata apresentavam um aspeto semelhante, com prismas de hidroxiapatite e uma estrutura em favo de mel.[141]

Num estudo separado, 16 incisivos primários com cáries que se estendiam até à dentina foram tratados com diamino fluoreto de prata (SDF) para avaliar o impacto da luz na dureza da dentina, na profundidade de penetração do SDF e na precipitação de iões de prata e fluoreto nas lesões cariosas cavitadas. Foram criados dois grupos de dentes: o grupo de teste, que foi submetido a fotopolimerização, e o grupo de controlo, que não foi submetido a fotopolimerização. A precipitação de iões, a dureza da dentina e a profundidade de penetração foram medidas com um microscópio eletrónico de varrimento. Resultados do MEV: Todas as amostras em ambos os grupos demonstraram a penetração do SDF na dentina sã, estendendo-se para além da lesão cariosa. O laser de cura dentária não foi necessário para penetrar 70 µm mais profundamente na dentina sã ($P<0,001$). Aproximadamente 2,6 vezes mais prata precipitou na dentina doente com a luz de cura dentária do que sem ela ($P=0,02$). A dureza da dentina aumentou em 26% na dentina doente quando exposta a uma luz de polimerização dentária ($P=0,04$)[142] .

MÉTODO DE DIFRACÇÃO DE RAIOS X

Na pesquisa o DRX revelou precipitados de cloreto de prata e a profundidade média da lesão, que foram utilizados para avaliar os efeitos inibitórios do diamino fluoreto de prata (DFP) a 38% sobre a dentina desmineralizada. De acordo com o exame de XRD, a hidroxiapatita (HAP), que cristaliza nas reflexões de Bragg, foi a composição cristalina nas superfícies da dentina em todos os grupos, o que também implica que o AgCl foi produzido nas superfícies para além da HAP. Para além disso, a presença de uma fase cúbica distinta em Ag indica a possível síntese de prata metálica[140] .

Numa investigação diferente, os resultados de XRD mostram que o esmalte pré-tratado com três fluoretos tópicos diferentes não apresentou quaisquer alterações cristalográficas estatisticamente significativas. Cada pico de difração tinha uma posição que era substancialmente comparável a todos os outros picos. Diz-se que o tamanho dos cristalitos do esmalte dentário humano muda com base nas intensidades dos picos devido à sua forma semelhante a um "prisma". Foram encontradas várias fases de fosfato de cálcio hidratado, fosfato de cálcio potássico e silicato de cálcio semelhante ao esmalte através da análise da intensidade dos picos nos padrões de XRD. Os picos iniciais com valores 2θ de 12,98°, 26,14, 32,53, 37,22, 41,57 e 48,96° foram sugestivos de fases orgânicas do esmalte preparadas com diamino fluoreto de prata[141] .

MÉTODO DE MICROTOMOGRAFIA COMPUTORIZADA

Este estudo utilizou a tomografia computorizada de raios X microfocada (μCT) para avaliar a capacidade de várias formas de fluoreto de diamina de prata (SDF) para suprimir a desmineralização da dentina. Dez espécimes de dentina foram divididos em cinco grupos: 3,8% SDF (RC), 38% SDF, 38% SDF com iodeto de potássio (SDF/KI) e fluoreto de potássio (KF). O grupo sem tratamento (controlo) não recebeu qualquer tratamento. Após sete dias de desmineralização, as superfícies de dentina tratadas foram avaliadas utilizando μCT para calcular os valores de perda mineral (ML). Foi determinado que, embora a aplicação subsequente de KI possa diminuir o impacto inibitório do SDF, o SDF a 38% mostrou uma elevada capacidade de inibir a desmineralização da dentina. Com os tratamentos com SDF, o grau de desmineralização da dentina variou de acordo com o material. Após sete dias de desmineralização, as imagens de TC demonstraram o impacto da solução desmineralizadora na superfície da dentina em cada grupo. Em comparação com os grupos RC e SDF/KI, os grupos SDF e KF apresentaram menores profundidades de desmineralização, indicando uma capacidade superior de proteção da superfície da dentina. Após a desmineralização, os perfis de densidade mineral de todos os grupos deslocaram-se para a direita, indicando perda mineral na superfície da dentina. A deslocação adicional do perfil para a direita revelou uma maior desmineralização[143] .

Para descobrir como o diamino fluoreto de prata (SDF) a 38% afecta as lesões cariosas em dentes decíduos humanos, é necessária mais investigação. O SDF foi utilizado para tratar dez incisivos decíduos removidos que apresentavam cáries. Após o procedimento, os dentes foram seccionados através do núcleo da lesão cariosa. Utilizando a tomografia micro-computada, a quantidade de precipitação de lascas foi investigada (micro-CT). A análise de micro-CT revelou que a câmara pulpar tinha precipitação de prata nas lesões cavitadas profundas. Estes resultados oferecem mais uma prova do mecanismo de ação do SDF para parar a cárie e indicam que diferentes tipos de lesões cariosas devem ser tratados com cautela quando se aplica uma solução SDF altamente concentrada em dentes decíduos. Também não houve deposição de prata na superfície do esmalte sadio, de acordo com o exame de micro-CT. Houve penetração de prata assim que a desmineralização ocorreu. Além disso, o estudo demonstrou que a prata possuía a capacidade de atravessar os estágios iniciais das lesões cariosas e criar uma zona de intensa precipitação de prata ao redor das lesões. As zonas de cárie cavitadas, enriquecidas com prata, espalham-se à medida que a lesão aumenta de tamanho. Por fim, a câmara pulpar nas lesões profundas mostrou sinais de precipitação de prata[144]

CAPÍTULO 9 : ACEITAÇÃO DO SDF COMO MODALIDADE DE TRATAMENTO PELOS PAIS

A odontopediatria está a interessar-se cada vez mais pelo tema da aceitação por parte dos pais da aplicação do SDF nos dentes dos seus filhos. A eficácia clínica do SDF está bem estabelecida; no entanto, a perceção dos pais sobre os seus resultados determinará se é ou não aceite como uma opção de tratamento. A possibilidade de descoloração dos dentes após o tratamento com SDF é uma grande preocupação tanto para os pais como para os dentistas. É compreensível que surjam preocupações relativamente ao efeito aparente sobre a estética dos dentes de uma criança. Entre as desvantagens do tratamento com SDF, numerosos estudos referem as manchas negras que se desenvolvem nos dentes[136] .

Assim, a aceitação dos pais quanto ao uso do SDF nos dentes de seus filhos na dentição decídua foi avaliada no presente estudo. Cem por cento dos pais concordaram que os dentes principais de seus filhos ficarão manchados como resultado do tratamento com SDF. Isso demonstrou que, particularmente nos casos em que a criança poderia se beneficiar de sedação oral ou anestesia geral, os pais em nosso estudo estavam preparados para renunciar ao direito de seus filhos a uma reforma cosmética em troca de uma terapia que, de outra forma, exigiria estratégias mais sofisticadas de gerenciamento de comportamento[136] .

De acordo com o inquérito transversal de Cernigliaro et al., 81,3% dos prestadores de cuidados estavam satisfeitos com o tratamento com FDS[145] . Num inquérito, Kumar et al. descobriram que 79,5% dos prestadores de cuidados concordavam em dar aos seus filhos o tratamento com FDS[146] . Mabangkhru et al.[147] referem uma aceitação parental de 61% e Hu et al.[148] referem uma aceitação parental de 55,6%. De acordo com a avaliação de Asif e Gurunathan[149] sobre a aprovação parental do tratamento com FDS pela população indiana, 31,6% das pessoas aceitaram o tratamento.

Sendo um estudo transversal, o presente estudo centra-se principalmente na aceitação pelos pais da coloração SDF em crianças que já são cooperantes. 105 pais de crianças com pelo menos uma lesão cariosa participaram no estudo. Tanto quanto sabemos, este é o primeiro estudo deste tipo na população indiana com o objetivo de investigação acima mencionado. Em relação à não cooperação anterior da criança, uma maior proporção de pais aceitou o SDF para crianças com mais de 36 meses. No nosso estudo, a aprovação do SDF pelos pais foi muito maior para os dentes posteriores do que para os dentes anteriores. A razão para essa discrepância pode ser o fato de o amarelamento nos dentes posteriores ser menos percetível do que nos dentes anteriores[150] .

Numa investigação, os pais de crianças que tinham um historial de comportamento durante o tratamento dentário foram muito mais receptivos ao FDS, independentemente do tipo e da posição dos seus dentes. O conhecimento dos pais sobre os possíveis riscos que os fármacos anestésicos representam para a saúde geral do paciente, incluindo relatos de morbilidade e mortalidade, pode ter desempenhado um papel na decisão de utilizar o FDS[151] .

O presente estudo procurou avaliar a aprovação parental do diamino fluoreto de prata e verificar se a aceitabilidade varia com base no local da cárie dentária e nas caraterísticas demográficas. Entre os sessenta participantes, os pais do sexo masculino de meios socioeconómicos mais baixos têm maior probabilidade de aceitar o tratamento com FDS. Com base nos resultados, a aceitação da terapia com FDS por parte dos pais é significativamente influenciada por factores como o sexo da criança, o sexo dos pais, a situação socioeconómica da família, o grau de instrução dos pais e o número de filhos. Os pais ricos que querem evitar a terapia sob anestesia geral optam pelo tratamento com SDF. Em relação às classificações de aceitabilidade da terapia SDF, houve uma distinção notável entre os participantes do sexo masculino e feminino, bem como entre os dentes anteriores e posteriores. Mesmo que os pais estejam preocupados com a descoloração que vem com o tratamento SDF, a maioria deles prefere-o ao tratamento que requer anestesia geral[152]

Conclusão - O SDF é uma opção de terapia não invasiva que os pais que procuram um procedimento sem complicações, sem brocas que afectem psicologicamente a criança, podem escolher. Num ambiente dentário, pode ser bastante útil para abrandar o curso de cáries activas numa criança pediátrica desobediente. Apesar do facto de a terapia SDF resultar em descoloração dos dentes, os pais estão, no entanto, dispostos a aceitar a SDF como uma opção de tratamento para os cuidados de saúde oral dos seus filhos[136] .

CAPÍTULO 10: SMART - técnica de restauração atraumática modificada com prata

Globalmente, tem havido uma mudança na forma como as lesões cariosas são geridas, particularmente em jovens. De acordo com os dados disponíveis, as lesões cariosas profundas podem não exigir a remoção de toda a dentina afetada, desde que seja colocada uma reparação bem selada[153] . Uma investigação clínica inovadora de 10 anos demonstrou que a progressão clínica de lesões cavitadas francas foi interrompida quando foram colocadas restaurações de compósito seladas e coladas sobre elas[15] 4. Sabe-se que a dentina que está suspensa ou impactada por uma infeção tem uma atividade bacteriana reduzida[155] . O facto de parar a infeção da dentina e oferecer uma reparação bem selada pode resultar em dois benefícios. Através do tratamento restaurador atraumático (ART), uma dessas abordagens pode utilizar o cimento de ionómero de vidro (GIC) e o fluoreto de diamina de prata (SDF). A técnica de restauração atraumática modificada com prata (SMART) é o nome deste novo paradigma na intervenção e tratamento da cárie que combina o SDF e o ART. Proporcionando a vantagem de parar a lesão cariosa e reparar o dente, este método oferece às crianças um substituto temporário para procedimentos de restauração mais convencionais[155] .

Fundamentação - As bactérias sobreviventes na dentina cariada residual são biologicamente isoladas do seu substrato de sacarose pela cárie, o que as torna inviáveis e constitui a base para o SMART. O prognóstico do dente seria, portanto, muito melhor se os organismos fossem tornados inviáveis usando SDF e antes da aplicação de uma substância restauradora como o GIC, como colocado no ART[156] . A fratura imediata da estrutura dentária remanescente seria eliminada com a colocação de uma restauração após o SDF, o que também satisfaria os pedidos e as necessidades dos pais[157] e evitaria a perda de espaço[158] facilitaria a remoção do biofilme e minimizaria a necessidade de supervisão comportamental avançada[159] .

Efeito sinergético do SDF e do GIC

Ao ser aplicado no tecido cariado, o SDF combina-se com a hidroxiapatite para produzir fosfato de prata e fluoreto de cálcio. Juntamente com o fosfato de prata, são também produzidos o óxido de prata e o sulfureto de prata. Quando expostos à luz, estes compostos transformam os iões de prata em nanopartículas de prata metálica. A aplicação de SDF na superfície de lesões cariosas provoca uma coloração negra. As partículas de prata aumentam a dureza da dentina cariada, penetrando nos túbulos dentinários e formando uma "zona" enriquecida com prata no final das regiões desmineralizadas. Além disso, o SDF combina-se primeiro com a hidroxiapatite nas lesões cariosas para criar fluoreto de cálcio instável, que acaba por ser lavado. Sob o GIC, uma base resistente à cárie é formada pela combinação de iões de cálcio e fosfato dos processos odontoblásticos, fluoreto do SDF e iões de estrôncio e fluoreto do GIC. Uma fluoroapatite estável, resistente à dissolução ácida, forma-se mais rapidamente quando a dentina doente com uma matriz de colagénio danificada se torna rica em flúor e a cárie é detida com uma matriz de colagénio intacta[160,161] . Ao criar o ambiente ideal para o rearranjo da dentina cariada, o GIC, aplicado após o tratamento com SDF, regula o avanço da cárie. Embora o flúor também seja libertado pelo GIC, é libertado a uma taxa muito inferior à do SDF. Por conseguinte, o GIC nas restaurações SMART regula provavelmente as lesões de cárie através do encerramento da cavidade e da redução da retenção de biofilme, em vez de o fazer principalmente através da libertação de flúor[162] Por conseguinte, ao aplicar uma restauração quimicamente selada que irá deter e remineralizar a lesão de cárie, melhorando a vitalidade da polpa e protegendo a estrutura do dente, estas restaurações SMART eliminam as bactérias e cortam a fonte de nutrientes para quaisquer bactérias que possam ainda estar presentes [163]

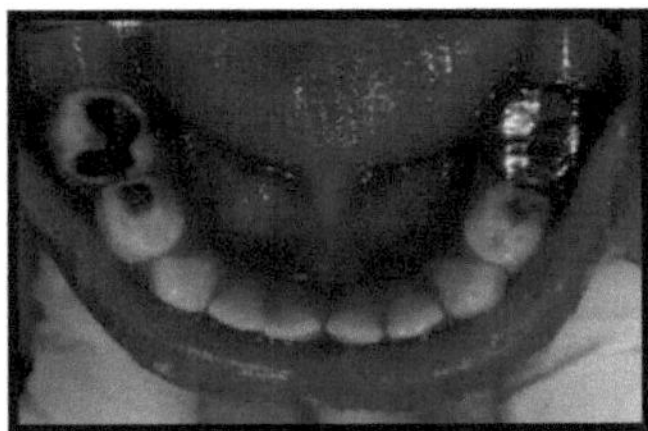

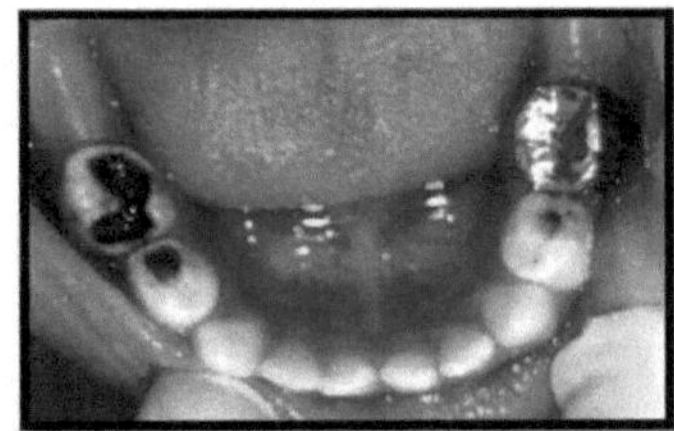

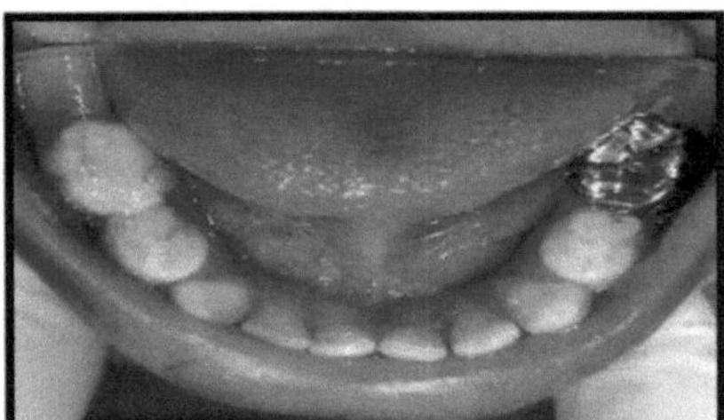

Caso 1 - mostrando inteligente com SDF E GIC -

i. Cáries dentárias sem aplicação de SDF
ii. Após a aplicação do SDF
iii. Restauração do GIC

VANTAGENS

As caraterísticas mais notáveis da técnica SMART são a sua simplicidade, eficácia, acessibilidade, biocompatibilidade e tempo reduzido no consultório. É um substituto sem produção de aerossol para o tratamento convencional de cáries utilizando uma peça de mão de alta velocidade e não é sensível à técnica. O método baseado no ART requer menos tempo e causa menos dor nas crianças, o que promove a sua cooperação[16] 4. O benefício adicional da diminuição da sensibilidade dentária torna a escovagem menos desconfortável, o que melhora a adesão das crianças às práticas de higiene oral[16] 5. Por conseguinte, de uma perspetiva prática, este método proporciona uma intervenção direta e a um preço razoável que pode ser utilizada em serviços dentários comunitários e em sistemas de cuidados de saúde com recursos limitados, sem a necessidade de um encaminhamento para um especialista.

Estudos

1. Num estudo imparcial, com o objetivo de avaliar qual a abordagem restauradora mais eficaz no tratamento de lesões cariosas em molares decíduos - o método drill and fill ou a técnica restauradora atraumática modificada por fluoreto de diamino de prata (SMART) -, foram incluídas 226 crianças - 112 do grupo SMART e 114 do grupo convencional -, com 280 e 282 restaurações GIC efectuadas utilizando as abordagens SMART e convencional, respetivamente. 459 (81,6%) dos molares decíduos aos 24 meses de idade estavam acessíveis para exame. A taxa de aceitabilidade do tratamento do grupo SMART foi de 79%, enquanto a taxa do grupo convencional foi de 56%. As crianças responderam mais favoravelmente ao SMART do que ao método restaurador tradicional[166] .
2. Um estudo adicional O objetivo deste estudo é comparar os resultados clínicos da técnica de restauração atraumática (ART) com o método de restauração atraumática modificada com prata (SMART) em dentes primários.Resultados Quando comparada com a restauração utilizando uma combinação de SDF e ART (abordagem SMART), a restauração do primeiro molar primário utilizando apenas a restauração ART teve uma taxa de sucesso inferior.Em conclusão, o diamino fluoreto de prata pode ser utilizado para aumentar a eficácia do procedimento ART em dentes primários e é eficaz na interrupção da cárie dentária.Significado clínico: O SDF é aconselhado como um método não invasivo de controlo da cárie dentária em conjunto com o procedimento ART[167] .

Conclusão - A abordagem SMART pode ser capaz de parar o ciclo de cáries dentárias em crianças jovens e preocupadas, fornecendo um meio eficaz e acessível de gerir as suas cáries. Com mais ensaios clínicos e um acompanhamento alargado para fornecer mais informações sobre os seus resultados clínicos, o método SMART pode revelar-se uma nova estratégia de gestão da cárie[168] .

CAPÍTULO 11 : ACÇÃO DO DIAMINO FLUORETO DE PRATA NA SALIVA

Como agente cariostático bem sucedido, o diamino fluoreto de prata (SDF) tem sido utilizado para prevenir as cáries dentárias. Um tratamento alternativo para a prevenção e tratamento da cárie dentária é o fluoreto de diamina de prata. Foi demonstrado que o diamino fluoreto de prata possui propriedades antimicrobianas contra S. mutans, reduz a desmineralização da dentina e aumenta o pH do biofilme. De acordo com um estudo recente, o SDF é um agente de controlo de cáries "equitativo" que é fiável, eficiente, eficaz e cumpre os requisitos do Instituto de Medicina dos EUA para o tratamento médico do século XXI, bem como os Objectivos do Milénio da Organização Mundial de Saúde. Além disso, o estudo demonstrou que a utilização tópica de SDF é um procedimento simples, económico e não invasivo para a gestão da cárie[169] .

Numerosos estudos confirmam o efeito que o diamino fluoreto de prata tem sobre as enzimas salivares, o que ajuda a prevenir ainda mais as cáries dentárias.

1. pesquisa com o objetivo de investigar como diferentes concentrações comercialmente disponíveis de soluções de diamino fluoreto de prata (SDF) afetam a atividade das metaloproteinases da matriz (MMPs) 38%, 30% e 12% de SDF na MMP-2 foram 79%, 60% e 17%, respetivamente ($p < 0,001$); 94%, 85% e 77%, respetivamente ($p < 0,001$); e 82%, 65% e 60%, respetivamente ($p < 0,001$), na MMP-9. Comparando a inibição percentual de MMP-2, MMP-8 e MMP-9 por 38% de SDF com a de 10% de NaF e 42% de AgNO3, a primeira foi muito maior, o que indica que uma concentração maior de solução de SDF teve um efeito inibitório maior sobre as MMPs. Em comparação com as soluções de NaF e AgNO3, que tinham concentrações equivalentes de fluoreto e iões de prata, respetivamente, o SDF mostrou uma maior inibição das MMPs e impediu o aparecimento de novas cáries dentárias porque as metaloproteinases da matriz (MMPs) são cruciais para o processo de degradação enzimática da dentina[170] .
2. outro estudo com uma finalidade e um objetivo
   Avaliar a duração e a eficácia do diamino fluoreto de prata (SDF) para travar os microrganismos que causam as cáries dentárias; medir a quantidade de Streptococcus mutans na saliva De acordo com os resultados, verificou-se uma diminuição notável das CFU/mL de S. mutans ao fim de um, três e seis meses em relação ao diamino fluoreto de prata. Os resultados do nosso estudo apoiam a crença tradicional de que o SDF tem propriedades antibacterianas que podem reduzir os níveis salivares do iniciador de cáries dentárias S. mutans. O impacto inibitório mais forte foi observado após três meses, indicando que o uso de SDF a cada três meses é a melhor opção[171] .
3. Num outro estudo, foi pedido a 60 crianças saudáveis, com idades compreendidas entre os 6 e os 12 anos, que cuspissem durante dois minutos em recipientes esterilizados para obterem uma amostra de saliva de referência (S1), com o objetivo de medir a concentração de fluoreto na saliva antes e depois da aplicação do gel de 38% SDF, 5% NaF e 1,23% ApF no esmalte e a duração da sua

disponibilidade em diferentes intervalos de tempo. Posteriormente, os indivíduos foram divididos em três grupos aleatoriamente e receberam géis contendo 38% de diamino fluoreto de prata, 5% de fluoreto de sódio e 1,23% de ApF, respetivamente. Cinco minutos mais tarde, foi recolhida a segunda amostra de saliva (S2) e, uma hora depois, os pacientes foram chamados para a recolha da terceira amostra de saliva. O teor de flúor das amostras salivares foi determinado. Na linha de base, cinco minutos e uma hora, o grupo que recebeu SDF tinha uma concentração de flúor ligeiramente mais elevada do que os grupos que receberam NaF e ApF, embora esta diferença não seja estatisticamente significativa. Os escores médios de concentração de flúor dos três grupos foram estatisticamente significativos nos intervalos de tempo de cinco minutos ($F=63,556$, $p<0,0005$) e uma hora ($F=17,577$, $p<0,0005$). Comparando a retenção salivar de flúor após o tratamento com SDF com a retenção após a aplicação de gel de Na F e ApF, observou-se um pequeno aumento nos intervalos de 5 e 1 hora. O presente estudo também constatou que a aplicação tópica de flúor melhora a biodisponibilidade salivar de flúor, o que, por sua vez, promove a remineralização dentária[172] .

4. O objetivo desta investigação exploratória, que envolveu 90 crianças em idade escolar entre os 6 e os 10 anos, foi comparar os efeitos de três meses de dois antimicrobianos nos níveis de Streptococcus mutans (SM) na saliva das crianças. Foi aplicado 1% de gel de clorexidina (CHX) ou 30% de diamino fluoreto de prata (SDF), e as crianças foram divididas em dois grupos com base na terapia. A saliva foi colhida quatro vezes para a contagem de unidades formadoras de colónias (UFC)/ml de SM: linha de base (antes dos antimicrobianos); P1 (24 horas após a terapia antimicrobiana); P30 (30 dias após a terapia antimicrobiana); e P90 (90 dias após a terapia antimicrobiana). Resultados: Para cada período examinado em comparação com a linha de base, houve uma diminuição na SM, e o fator tempo foi o único elemento que teve um impacto nos resultados ($p <0,001$). A influência antimicrobiana e as interações entre factores não foram encontradas ($p >0,05$). O P30 apresentou os níveis mais baixos de SM, e o P90 apresentou níveis de SM comparáveis ao P1, mas ainda abaixo das observações de base. O SDF e a CHX tiveram efeitos comparáveis na SM ao longo de cada período de avaliação ($p = 0,65$). Foi determinado que, ao longo do tempo, o SDF a 30% apresenta propriedades antibacterianas comparáveis à CHX a 1%. O SDF pode ser utilizado como um tratamento adicional para ajudar a controlar as cáries dentárias das crianças[173] .

CAPÍTULO 12 : CUSTO-EFICÁCIA DO DIAMINO FLUORETO DE PRATA

As estimativas de cáries na primeira infância (CCE) variam entre 48% em todo o mundo, o que a torna uma das doenças crónicas não transmissíveis (DNT) mais comuns e evitáveis. Uma vez que a cooperação do paciente é limitada, a gestão da CCE numa cadeira de dentista pode ser impraticável. 10 Considerações adicionais incluem a confiança dos dentistas, as preferências dos 11 prestadores de cuidados primários e a possibilidade de múltiplas visitas. Esses fatores tornaram a anestesia geral odontológica (AGD) uma escolha convencional para o tratamento completo da cárie dentária, especialmente quando vários dentes cariados precisavam ser tratados em uma única visita. Embora as piores fases da cárie dentária tenham sido tratadas, a DGA pode nem sempre diminuir a ansiedade dentária e pode levar as crianças a receber cuidados de saúde oral preventivos menos frequentes[174] . A ansiólise, a sedação consciente, a medicina dentária minimamente invasiva e outros procedimentos de DGA são alguns deles[175] .

as técnicas de medicina dentária minimamente invasiva (MID) para o tratamento de fases moderadas e graves da cárie dentária incluem a aplicação de diamino fluoreto de prata (SDF) e/ou terapias de restauração atraumáticas (ART),[176] com ou sem um método de coroa Hall em aço inoxidável, e o SDF é menos dispendioso do que os procedimentos cirúrgicos se o paciente tiver um orçamento limitado e pode melhorar os cuidados não invasivos da cárie dentária na prática corrente, mantendo a integridade do dente[177] .

Para encorajar a aceitação mais alargada do SDF entre os profissionais de medicina dentária, o nosso estudo CEA oferece provas que apoiam as recomendações australianas de flúor relativamente à sua utilização. O envolvimento do protocolo SDF é altamente garantido como sendo rentável. Ao considerar um encaminhamento para DGA para o controlo da cárie dentária, os profissionais de medicina dentária devem oferecer a intervenção do protocolo SDF como a melhor forma de atuação. Investigações subsequentes devem aprofundar os possíveis resultados duradouros da implementação da intervenção do protocolo SDF durante um período alargado, bem como a sustentabilidade da sua relação custo-eficácia[178] .

Um estudo adicional demonstra que o diamino fluoreto de prata, ou SDF, é uma opção terapêutica não invasiva para o CEC que pode ser utilizada em vez da cirurgia. Também parece prevenir o crescimento de novas lesões cariosas. Duzentas crianças de Anganwadi participaram num ensaio clínico aleatório aberto e controlado. Foram designados dois grupos de pacientes: O Grupo A foi submetido a profilaxia oral juntamente com a aplicação de 38% de SDF, enquanto o Grupo B foi submetido a profilaxia oral, restauração de cimento de ionómero de vidro (GIC) e verniz de fluoreto de sódio (FV) a 5%. Com base na sua capacidade de proporcionar um resultado favorável após a intervenção, foi avaliada a eficácia na redução da cárie dentária. A eficácia do SDF em comparação com o GIC foi avaliada através de uma análise de custo-efetividade do ponto de vista do prestador de serviços, tendo sido utilizado o FV. Para cada resultado específico, foram avaliados o rácio custo-eficácia incremental (ICER) e o rácio custo-eficácia médio (ACER). O custo médio da utilização do SDF para converter um único dente de cárie ativa em cárie inativa foi de 67,30 rupias indianas (INR), enquanto o mesmo processo utilizando GIC com FV custou 225,5 INR. Utilizando o SDF, as despesas incrementais para converter um dente extra de cárie ativa em cárie inativa serão 89,9 INR inferiores às do GIC com FV para obter o mesmo resultado. O ICER das intervenções para o número total de cáries inactivas pós-intervenção foi avaliado em -89,9. Na reparação de lesões cariosas activas, isto mostrou que o SDF era mais acessível do que o GIC[179] .

Outro estudo para determinar se o Diamino Fluoreto de Prata (SDF) e o Tratamento Restaurador Atraumático (ART) são opções rentáveis para diminuir a carga global de cáries. Tanto o ART como o SDF foram considerados pela CEA como opções de tratamento potencialmente rentáveis em ambientes com recursos limitados. Os resultados indicam que, em ambientes com recursos limitados, o ART e o SDF podem ser formas eficazes e económicas de diminuir a incidência de cáries dentárias. Embora o pacote recomendado pela OMS para os cuidados dentários tenha historicamente incluído o ART, o SDF pode oferecer uma alternativa mais económica[180] .

A cárie dentária não tratada, muitas vezes conhecida como cárie, é o problema de saúde mais comum em todo o mundo e foi demonstrado pelo SDF que é uma opção de tratamento acessível em ambientes com poucos recursos. É também uma das doenças mais evitáveis na sociedade.

REFERÊNCIAS

1. Fejerskov O., Kidd EAM., Nyvad B et al. (2008). Definindo a doença: uma introdução. In: Fejerskov O, Kidd E, editores. Cárie dentária: a doença e a sua gestão clínica. 2ª edição. Oxford (Reino Unido): BlakswellMunksgaard p. 4-6.
2. Tsang PW, Qi F, Huwig AK, Anderson MH, Wesley D, Shi W. 2006. Uma abordagem médica ao diagnóstico e tratamento da cárie dentária. Capa AHIP.47(2):38-42
3. Chu CH, Mei ML, Lo EC. 2010. Utilização de fluoretos na gestão da cárie dentária. Gen Dent. 58(1):37-43; quiz 44-35, 79-80.

4. Chu C, Mei ML, Lo E. Utilização de fluoretos na gestão da cárie dentária. Gen Dent. 2009, 58(1):37-43; Caries remineralisation and arresting effect in children by professionall... https://bmcoralhealth. biomedcentral. com/articles/10.1186/s 12903-016-f28 27-122023, 21:48 quiz 44-35, 79-80.

5. Mei ML, Chu CH, Low KH, Che CM, Lo EC. Efeito anti-cárie do diamino fluoreto de prata na lesão cariosa da dentina com biofilme cariogénico de duas espécies de S. mutans e L. acidophilus. Med Oral Patol Oral Cir Bucal. 2013;18(6):e824.

6. Gao SS, Zhang S, Mei ML, Lo EC, Chu CH. Remineralização de cáries e efeito de paragem em crianças através de tratamento com flúor aplicado profissionalmente - uma revisão sistemática. BMC oral health. 2016 Dec;16:1-9.

7. Divaris K, Preisser J, Slade G. Eficácia específica da superfície do verniz de flúor na prevenção de cáries na dentição primária: resultados de um ensaio clínico aleatório comunitário. Caries Res.2012;47(1):78-87.

8. Niederman R, Feres M, Ogunbodede E. Dentistry. In: Debas HT, Donkor P, Gawande A, et al., editores. *Essentialsurgery: disease control priorities* Washington, DC: The 2015 International Bank for Reconstruction andDevelopment/The World Bank; 2015. p. 173-95.
9. Mei ML, Li QL, Chu CH, et al. Efeitos antibacterianos do diamino fluoreto de prata em biofilmes cariogénicos de várias espécies de oncários. *Ann ClinMicrobiol Antimicrob* 2013; 12:4.

10. Mei ML, Ito L, Cao Y, et al. Efeito inibitório do diamino fluoreto de prata na desmineralização da dentina e na degradação do colagénio. *J Dent* 2013;41(9):809-17. [PubMed] [Google Scholar]

11. Chu CH, Lo EC. Microdureza da dentina em dentes decíduos após aplicações tópicas de flúor. *JDent* 2008;36(6):387-91. [PubMed] [Google Scholar

12. Mei ML, Nudelman F, Marzec B, et al. Formação de fluorohidroxiapatite com fluoreto de diamina de prata. *J Dent Res2017*;96(10):1122-8. [PMC free article] [PubMed] [Google Scholar]

13. Mei ML, Chu CH, Low KH, et al. Efeito anticárie do diamino fluoreto de prata na lesão cariosa da dentina com biofilme cariogénico de duas espécies de S.mutans e L. acidophilus. *Med Oral Patol Oral Cir Bucal* 2013;18(6):e824-31. [PMCfree article] [PubMed] [Google Scholar]

14. Crystal YO, Niederman R. Considerações sobre o tratamento com diamino fluoreto de prata na gestão de cáries infantis. *PediatrDent* 2016;38(7):466-71.

15. Duangthip D, Fung MHT, Wong MCM, et al. Efeitos adversos do tratamento com diamino fluoreto de prata em crianças em idade pré-escolar. *J Dent Res* 2018;97(4):395-401. [PubMed] [Google Scholar]

16. Gao SS, Zhao IS, Hiraishi N, et al. Ensaios clínicos de diamino fluoreto de prata na contenção de cáries em crianças:
uma revisão sistemática. *JDR Clin Transl Res* 2016;1(3):201-10. [PubMed] [Google Scholar]
17. Yamaga R, Nishino M, Yoshida S, et al. Diamina fluoreto de prata e sua aplicação clínica. *J Osaka Unic Dent Sch* 1972;12(20):1-10.
18. Gotjamanos T Resposta da polpa em dentes decíduos com cáries residuais profundas tratados com fluoreto de prata e cimento de glassionomer (técnica "atraumática"). *Aust Dent J* 1996;41(5):328-34. [PubMed] [Google Scholar]
19. Mei ML, Chin-Man Lo E, Chu CH. Utilização clínica do diamino fluoreto de prata no tratamento dentário. *Compend Contin EducDent* 2016;37(2):93-8 [quiz: 100].

20. Chu CH, Lo ECM, Lin HC. Eficácia do diamino fluoreto de prata e do fluoreto de sódio
verniz na contenção de dentincarias em crianças chinesas em idade pré-escolar. *J Dent Res* 2002;81(11):767-70.

21. Artigo histórico - Crystal YO, Niederman R. Atualização da medicina dentária baseada em evidências sobre o diamino fluoreto de prata. Dental Clinics. 2019 Jan 1;63(1):45-68.
22. ElevateOralCare. *O boletim de prata 1* 2017. Disponível em: http://www.elevateoralcare.com/Landing-Pages/silverbulletinv1. Acedido a 16 de setembro de 2018.

23. . Crystal YO, Marghalani AA, Ureles SD, et al. Uso do diamino fluoreto de prata para o tratamento da cárie dentária em crianças e adolescentes, incluindo aqueles com necessidades especiais de cuidados de saúde. *Pediatr Dent* 2017;39(5):135-45. [PubMed] [GoogleScholar]
24. 7. Diamino Fluoreto de Prata na Gestão de Cáries. (2016, 12 de julho). Recuperado em 14 de setembro de 2016, de http://www.ada.org/en/science-research/science-in-the- news/silver-diamine-fluoride-in-caries-management
25. Mei, M. L., Ito, L., Cao, Y., Lo, E. C., Li, Q., & Chu, C. (2014). Um estudo ex vivo de cáries de dentes decíduos presos com terapia de fluoreto de diamina de prata. Journal of Dentistry, 42(4), 395-402. doi:10.1016/jjdent.2013.12.00
26. Mei, M., Li, Q., Chu, C., Lo, E. C., & Samaranayake, L. (2013). Efeitos antibacterianos do diamino fluoreto de prata no biofilme cariogénico multiespécie

na cárie. Anais de Microbiologia Clínica e Antimicrobianos Ann Clin Microbio Antimicrob, 12(4), 1-7. doi:10.1186/1476-0711-12-4

27. Nilsson KB, Persson I, Kessler VG. 2006. Química de coordenação dos iões Agi e Aui solvatados em soluções líquidas e aquosas de amoníaco, trialquil e trifenil fosfito e tri-n-butilfosfina. Inorg Chem. 45(17):6912-6921

28. Chu CH, Lo EC. 2008b. Promovendo a detenção de cáries em crianças com diamino fluoreto de prata: uma revisão. Oral Health Prev Dent. 6(4):315-321.
29. Fung MHT, Duangthip D, Wong MCM, Lo EC, Chu CH. 2018. Ensaio clínico aleatório de 12% e 38% de tratamento com diamino fluoreto de prata. J Dent Res. 97(2):171-178
30. Lansdown AB. 2006. Prata nos cuidados de saúde: efeitos antimicrobianos e segurança na utilização. Curr Probl Dermatol. 33:17-34
31. Marx DE, Barillo DJ. 2014. Prata na medicina: a ciência básica. Burns. 40(Suppl 1):S9-S18
32. Russell AD, Hugo WB. 1994. Atividade antimicrobiana e ação da prata. Prog Med Chem. 31:351-370
33. Slawson RM, Lee H, Trevors JT. 1990. Bacterial interactions with silver. Biol Met. 3(3-4):151-154
34. Lansdown AB. 2002. Silver: I. Suas propriedades antibacterianas e mecanismo de ação. J Wound Care. 11(4):125-130
35. Seto J, Horst JA, Parkinson DY, Frachella JC, DeResi JL. 2017. Microfios de prata do tratamento da cárie dentária com diamino fluoreto de prata. bioRxiv.doi:10.1101/152199.
36. Tjaderhane L, Nascimento FD, Breschi L, Mazzoni A, Tersariol IL, Geraldeli S, Tezvergil-Mutluay A, Carrilho M, Carvalho RM, Tay FR, et al. 2013. Estratégias para prevenir a degradação hidrolítica da camada híbrida - uma revisão. Dent Mater J. 29(10):999-1011
37. Mei ML, Li QL, Chu CH, Yiu CK, Lo EC. 2012. Os efeitos inibitórios do diamino fluoreto de prata em diferentes concentrações nas metaloproteinases da matriz.Dent Mater. 28(8):903-908
38. Mei ML, Ito L, Cao Y, Li QL, Chu CH, Lo EC. 2014. Os efeitos inibitórios dos fluoretos de diamina de prata nas catepsinas de cisteína. J Dent. 42(3):329-335
39. Mei ML, Li QL, Chu CH, Lo ECM, Samaranayake LP. 2013. Efeitos antibacterianos do diamino fluoreto de prata no biofilme cariogénico multiespécie sobre a cárie. Ann Clin Microbiol Antimicrob. 12:4
40. Koo H. 2008. Estratégias para aumentar os efeitos biológicos do flúor nos biofilmes dentários. Adv Dent Res. 20(1):17-21
41. Mei ML, Lo EC, Chu CH. Travar a cárie dentária com diamino fluoreto de prata: o que está por detrás disso? Jornal de investigação dentária. 2018 Jul;97(7):751-8.
42. Ogard B, Seppa L, Rolla G. 1994. Aplicações tópicas profissionais de flúor - eficácia clínica e mecanismo de ação. Adv Dent Res. 8(2):190-201

43. Okazaki M, Miake Y, Tohda H, Yanagisawa T, Matsumoto T, Takahashi J. 1999.Apatites fluoretadas com graduação funcional. Biomaterials. 20(15):1421-1426
44. Mei ML, Nudelman F, Marzec B, Walker JM, Lo ECM, Walls AW, Chu

CH.2017. Formação de fluorohidroxiapatite com diamino fluoreto de prata.J Dent Res. 96(10):1122-1128

45. Mei ML, Ito L, Cao Y, Lo EC, Li QL, Chu CH. 2014. Um estudo ex vivo de cáries de dentes primários presos com terapia de fluoreto de diamina de prata. J Dent.42(4):395-402
46. Mei ML, Chu CH, Low KH, Che CM, Lo EC. 2013. Efeito de prevenção de cáries do diamino fluoreto de prata na lesão cariosa da dentina com biofilme cariogénico de duas espécies de S. mutans e L. acidophilus. Med Oral Patol Oral Cir Bucal.18(6):e824-e831
47. Altinci P, Mutluay M, Seseogullari-Dirihan R, Pashley D, Tjaderhane L,Tezvergil- Mutluay A. 2016. Naf inibe a degradação da matriz dentinária mediada por catepsina ligada à matriz. Caries Res. 50(2):124-132.
48. Peng JJ, Botelho MG, Matinlinna JP. 2012. Compostos de prata utilizados em odontologia para o tratamento de cáries: uma revisão. J Dent. 40(7):531-541
49. Mei ML, Lo EC, Chu CH. Travar a cárie dentária com diamino fluoreto de prata: o que está por detrás disso? Jornal de investigação dentária. 2018 Jul;97(7):751-8.

50. Featherstone JDB. O continuum da cárie dentária - evidência de um processo dinâmico da doença. Jornal de Investigação Dentária. 2004;83(Spec No C):C39-C42. [PubMed] [Google Scholar]

51. **Mei ML, Li QL, Chu CH, Yiu CK, Lo EC. Os efeitos inibitórios do fluoreto de diamina de prata em diferentes concentrações nas metaloproteinases da matriz. Dental Materials 2012;28:903-8.**

52. **Duffin S. Back to the future: the medical management of caries introduction. Jornal da Associação Dentária da Califórnia 2012;40:852-8.**

53. **Chu CH, Mei ML, Lo EC. Utilização de fluoretos na gestão da cárie dentária. General Dentistry 2010;58:37-43.**

54. **Chu CH, Lo EC. Promovendo a detenção de cáries em crianças com diamino fluoreto de prata: uma revisão.Oral Health Preventive Dentistry 2008;6:315-21.**

55. **Rosenblatt A, Stamford TC, Niederman R. Diamino fluoreto de prata: uma "bala de fluoreto de prata" contra a cárie. Journal of Dental Research 2009;88:116-25.**

56. **Chu CH, Mei L, Seneviratne CJ, Lo EC. Efeitos do diamino fluoreto de prata em lesões cariosas da dentina induzidas por biofilmes de Streptococcus mutans e Actinomyces naeslundii.International Journal of Paediatric Dentistry 2012;22:2-10.**

57. **Mei ML, Li QL, Chu CH, Lo EC, Samaranayake LP. Efeitos antibacterianos do diamino fluoreto de prata no biofilme cariogénico multiespécie em cáries. Anais de Microbiologia Clínica e Antimicrobianos 2013;12:4.**

58. **Knight GM, McIntyre JM, Craig GG, Mulyani, Zilm PS, Gully NJ. Incapacidade de formar um biofilme de Streptococcus mutans em dentina desmineralizada tratada com fluoreto de prata e iodeto de potássio. Quintessência Internacional 2009;40:155-61.**

59. **Knight GM, McIntyre JM, Craig GG, Mulyani, Zilm PS, Gully NJ. Um modelo in vitro para medir o efeito de um tratamento com fluoreto de prata e iodeto de potássio na permeabilidade da dentina desmineralizada ao Streptococcus mutans. Australian Dental Journal 2005;50:242-5.**

60. **Liu BY, Lo EC, Li CM. Efeito dos iões de prata e flúor na desmineralização do esmalte: um estudo quantitativo utilizando a tomografia microcomputada. Australian Dental Journal 2012;57:65-70.**

61. **Chu CH, Mei L, Seneviratne CJ, Lo EC. Efeitos do diamino fluoreto de prata em lesões cariosas da dentina induzidas por biofilmes de Streptococcus mutans e Actinomyces naeslundii.International Journal of Paediatric Dentistry 2012;22:2-10.**

62. **Chu CH, Lo EC. Microdureza da dentina em dentes decíduos após aplicações tópicas de flúor. Journal of Dentistry 2008;36:387-91.**

63. **Lou YL, Botelho MG, Darvell BW. Reação de diamina de prata [corrigida] fluoreto com hidroxiapatita e proteína. Journal of Dentistry 2011;39:612-8.**

64. **Mei ML, Li QL, Chu CH, Lo EC, Samaranayake LP. Efeitos antibacterianos do diamino fluoreto de prata no biofilme cariogénico multiespécie em cáries. Anais de Microbiologia Clínica e Antimicrobianos 2013;12:4.**

65. **Mei ML, Li QL, Chu CH, Yiu CK, Lo EC. Os efeitos inibitórios do diamino fluoreto de prata em diferentes concentrações nas metaloproteinases da matriz. Dental Materials 2012;28:903-8**

66. **Tersariol IL, Geraldeli S, Minciotti CL, Nascimento FD, Paakkonen V, Martins MT, et al. Cisteína catepsinas no complexo dentina-polpa humana. Jornal de Endodontia 2010;36:475-81.**

67. **Nascimento FD, Minciotti CL, Geraldeli S, Carrilho MR,Pashley DH, Tay FR, et al. Cisteína catepsinas em dentina cariada humana. Journal of Dental Research 2011;90:506-11.**

68. Artigo original - cathspins -Mei ML, Ito L, Cao Y, Li QL, Chu CH, Lo EC. Os efeitos inibitórios dos fluoretos de diamina de prata nas catepsinas de cisteína. Journal of dentistry. 2014 Mar 1;42(3):329-35.

69. Shah S, Bhaskar V, Venkatraghavan K, Choudhary P, M G, Trivedi K. 2014. Fluoreto de diamina de prata: uma revisão e aplicações actuais. J Adv Oral Res. 5(1):25-35

70. Mei ML, Li QL, Chu CH, Yiu CKY, Lo ECM. 2012. Os efeitos inibitórios do diamino fluoreto de prata em diferentes concentrações nas metaloproteinases da matriz. Dent Mater. 28(8):903-908. [PubMed] [Google Scholar]

71. Yu OY, Zhao IS, Mei ML, Lo ECM, Chu CH. 2018. Efeitos de retenção de cáries do diamino fluoreto de prata e fluoreto de sódio em lesões de cárie dentária. J Dent. 78:65-71. [PubMed] [Google Scholar]

72. Sayed M, Matsui N, Uo M, Nikaido T, Oikawa M, Burrow MF, Tagami J. 2019. Análise morfológica e elementar da penetração da prata na dentina sã / desmineralizada após a aplicação do SDF. Dent Mater. 35(12):1718-1727. [PubMed] [Google Scholar] [Lista de referências]

73. Suzuki T, Nishida M, Sobue S, Moriwaki Y. 1974. Efeitos do fluoreto de prata diaminado no esmalte dentário. J Osaka Univ Dent Sch. 14:61-72. [PubMed] [Google Scholar

74. Sulyanto RM, Kang M, Srirangapatanam S, Berger M, Candamo F, Wang Y, Dickson JR, Ng MW, Ho SP. Biomineralização de tecidos dentários tratados com diamino fluoreto de prata. Jornal de Investigação Dentária. 2021 Sep;100(10):1099-108.

75. Petersen, P. E. , Kandelman, D. , Arpin, S. , & Ogawa, H. (2010). Global oral health of older people-Call for public health action. Saúde Dentária Comunitária, 27, 257-267. [PubMed] [Google Scholar] [Ref list]

76. Shah, S. , Bhaskar, V. , Venkataraghavan, K. , Choudhary, P. , Ganesh, M. , & Trivedi, K. (2013). Eficácia do diamino fluoreto de prata como agente antibacteriano e antiplaca em comparação com o verniz de flúor e o gel de flúor fosfato acidulado: Um estudo in vivo. Indian Journal of Dental Research, 24, 575-581. [PubMed] [Google Scholar] [Ref list

77. Frencken, J. E. , Peters, M. C. , Manton, D. J. , Leal, S. C. , Gordan, V. V. , & Eden, E. (2012). Odontologia de intervenção mínima para o manejo da cárie dentária - uma revisão. International Dental Journal, 62, 223-243. [PMC free article] [PubMed] [Google Scholar] [Ref list

78. Llodra, J. C. , Rodriguez, A. , Ferrer, B. , Menardia, V. , Ramos, T. , & Morato, M. (2005). Eficácia do diamino fluoreto de prata na redução de cáries em dentes decíduos e primeiros molares permanentes de crianças em idade escolar: Ensaio clínico de 36 meses. Journal of Dental Research, 84(8), 721-724. [PubMed] [Google Scholar] [Ref list]

79. Tan, H. P. , Lo, E. C. M. , Dyson, J. E. , Luo, Y. , & Corbet, E. F. (2010). Um estudo randomizado sobre a prevenção de cáries radiculares em idosos. Journal of Dental Research, 89(10), 1086-1090. [PubMed] [Google Scholar] [Ref list]

80. Liu, B. , Lo, E. , & Li, C. (2012). Efeito dos iões de prata e flúor na desmineralização do esmalte: Um estudo quantitativo usando tomografia micro-computada. Australian Dental Journal, 57, 65-70. [PubMed] [Google Scholar] [Ref list]

81. Zhang, W. , McGrath, C. , Lo, E. C. M. , & Li, J. Y. (2013). Diamino fluoreto de prata e educação para prevenir e deter a cárie radicular entre os idosos que vivem na comunidade. Caries Research, 47(4), 284-290. [PubMed] [Google Scholar] [Lista de referências]

82. Mendiratta, M. , B.C. M., Kumar, A. , Yadav, V. , Shyam, R. , & Wig, M. (2021). Eficácia do diamino fluoreto de prata e do cimento de ionómero de vidro combinado com verniz fluoretado na detenção de cáries dentárias entre indivíduos com deficiência intelectual: Um estudo controlado randomizado. Cuidados Especiais em Medicina Dentária, 41, 544-552. 10.1111/scd.12607 [PubMed] [CrossRef] [Google Scholar] [Ref list]

83. Hamdi, K. , Hamama, H. H. , Motawea, A. , Fawzy, A. , & Mahmoud, S. H. (2022). Avaliação a longo prazo de lesões precoces de esmalte tratadas com nova pasta experimental de silicato tricálcico: Um ensaio clínico randomizado de 2 anos. Journal of Esthetic and Restorative Dentistry, 34(7), 1113-1121. 10.1111/jerd.12941 [PubMed] [CrossRef] [Google Scholar] [Ref list]

84. Satyarup, D. , Mohanty, S. , Nagarajappa, R. , Mahapatra, I. , & Dalai, R. P. (2022). Comparação da eficácia do diamino fluoreto de prata a 38% e do tratamento restaurador atraumático para o tratamento da cárie dentária em ambiente escolar: Um ensaio clínico randomizado. Dental and Medical Problems, 59(2), 217-223. 10.17219/dmp/143547 [PubMed] [CrossRef] [Google Scholar] [Ref list

85. Mungur A, Chen H, Shahid S, Baysan A. Uma revisão sistemática sobre o efeito do diamino fluoreto de prata no tratamento da cárie dentária em dentes permanentes. Investigação Dentária Clínica e Experimental. 2023 Abr;9(2):375-87.

86. McDonald R., Avery D. Dentistry for the Child and Adolescent. Mosby Inc.; St. Louis, MO, EUA: 2004. [Google Scholar].

87. Academia Americana de Odontopediatria (AAPD) O Manual de Referência de Odontopediatria. AAPD; Chicago, IL, EUA: 2019. Avaliação e gestão do risco de cárie em bebés, crianças e adolescentes; pp. 243-247. [Google Scholar]

88. . Chu C., Lo E., Lin H. Eficácia do diamino fluoreto de prata e do verniz de fluoreto de sódio na contenção de cáries dentárias em crianças chinesas em idade pré-escolar. J. Dent. Res. 2002;81:767-770. doi: 10.1177/0810767. [PubMed] [CrossRef] [Google Scholar]

89. Monse B., Heinrich-Weltzien R., Mulder J., Holmgren C., Helderman W. Caries preventive efficacy of silver diammine fluoride (SDF) and ART sealants in a schoolbased daily fluoride toothbrushing program in the Philippines. BMC Oral Health. 2012;21:12-52. doi: 10.1186/1472-6831-12-52. [PMC free article] [PubMed] [CrossRef] [Google ScholarAmerican Dental Association . Códigos de procedimentos dentários CDT 2017. Publicação da Associação Dentária

Americana; Chicago, IL, EUA: 2017. [Google Scholar]

90. Zhi Q., Lo E., Lin H. Ensaio clínico aleatório sobre a eficácia do diamino fluoreto de prata e do ionómero de vidro na contenção da cárie dentária em crianças em idade pré-escolar. J. Dent. 2012;40:962-967. doi: 10.1016/j.jdent.2012.08.002. [PubMed] [CrossRef] [Google Scholar]
91. Dos Santos V., de Vasconcelos F., Ribeiro A., Rosenblatt A. Mudança de paradigma no tratamento eficaz da cárie em escolares de risco. Int. Dent. J. 2012;62:47-51. doi: 10.1111/j.1875-595X.2011.00088.x. [PMC free article] [PubMed] [CrossRef] [Google Scholar
92. Gao S., Zhang S., Mei M., Lo E., Chu C. Remineralização de cáries e efeito de paragem em crianças através do tratamento com flúor aplicado profissionalmente - uma revisão sistemática. BMC Oral Health. 2016;16:12. doi: 10.1186/s12903-016-0171-6. [PMC free article] [PubMed] [CrossRef] [Google Scholar
93. Trieu A., Mohamed A., Lynch E. Silver diamine fluoride versus sodium fluoride for arresting dentine caries in children: Uma revisão sistemática e meta-análise. Sci. Rep. 2019;9:2115. doi: 10.1038/s41598-019-38569-9. [PMC free article] [PubMed] [CrossRef] [Google Scholar]
94. Mabangkhru S., Duangthip D., Chu C., Phonghanyudh A., Jirarattanasopha V. Um ensaio clínico aleatório para travar a cárie dentária em crianças pequenas utilizando diamino fluoreto de prata. J. Dent. 2020;99:103375. doi: 10.1016/jjdent.2020.103375. [PubMed] [CrossRef] [Google Scholar
95. Hafiz Z, Allam R, Almazyad B, Bedaiwi A, Alotaibi A, Almubrad A. Effectiveness of Silver Diamine Fluoride in Arresting Caries in Primary and Early Mixed Dentition: A Systematic Review. Crianças (Basileia). 2022 Aug 26;9(9):1289. doi: 10.3390/children9091289. PMID: 36138602; PMCID: PMC9497160.
96. **Savas S, Kucukyilmaz E, Celik EU. Efeitos dos agentes de remineralização em lesões cariosas artificiais. Pediatr Dent. 2016;38(7):511-518.**
97. **Hicks J, Garcia-Godoy F, Flaitz C. Biological factors in dental caries: role of saliva and dental plaque in the dynamic process of demineralization and remineralization (part 1). J Clin Pediatr Dent. 2003;28(1):47-52.**
98. **Maden E, Acar O, Altun C, Polat G. O efeito do fosfopeptídeo de caseína-amorfosfato de cálcio e do gel de fluoreto de fosfato acidulado na erosão dentária em dentes primários: um estudo in vitro. J Clin Pediatr Dent. 2017;41(4):275-9.**
99. **Kim DS, Kim J, Choi KK, Kim SY. A influência da clorexidina na remineralização de dentina desmineralizada. Journal of Dentistry 2011;39:855-62.**
100. Mei ML, Lo EC, Chu CH. Travar a cárie dentária com diamino fluoreto de prata: o que está por detrás disso? 10.1177/0022034518774783 J Dent Res . 2018;97(7):751-758. [PubMed] [Google Scholar] [Lista de referências]
101. Cifuentes-Jimenez C, Alvarez-Lloret P, Benavides-Reyes C, Gonzalez-Lopez S, Rodriguez-Navarro AB, Bolaños-Carmona MV. Efeitos físico-químicos e mecânicos de agentes comerciais de Diamino Fluoreto de Prata (SDF) na dentina desmineralizada. 10.3290/jjad.b2288097 J Adhes Dent . 2021;23(6):557-
102. Mei ML, Nudelman F, Marzec B, Walker JM, Lo EC, Walls AW, et al. Formação de fluorohidroxiapatite com diamino fluoreto de prata.

10.1177/0022034517709738 J Dent Res . 2017;96(10):1122-1128. [PMC free article] [PubMed] [Google Scholar] [Ref list]

103. Yu OY, Mei ML, Zhao IS, Li QL, Lo EC, Chu CH. Remineralização do esmalte com diamino fluoreto de prata e fluoreto de sódio. 10.1016/j.dental.2018.10.007 Dent Mater . 2018;34(12):e344-e352. [PubMed] [Google Scholar] [Ref list]

104. Chen Y, Miao X. Estabilidade térmica e química de cerâmicas de fluorohidroxiapatite com diferentes teores de flúor. 10.1016/j.biomaterials.2004.04.027 Biomaterials . 2005;26(11):1205-1210. [PubMed] [Google Scholar] [Ref list]

105. Eanes ED, Hailer AW. O efeito do flúor no tamanho e na morfologia dos cristais de apatite cultivados a partir de soluções fisiológicas. 10.1007/s002239900522 Calcif Tissue Int . 1998;63(3):250-257. [PubMed] [Google Scholar] [Ref list]

106. Mei ML, Li QL, Chu CH, Yiu CK, Lo EC. Os efeitos inibitórios do diamino fluoreto de prata em diferentes concentrações nas metaloproteinases da matriz. 10.1016/j.dental.2012.04.011 Dent Mater . 2012;28(8):903-908. [PubMed] [Google Scholar] [Ref list]

107. Alhothali M, Exterkate R, Lagerweij M, Buijs M, van Loveren C, van Strijp G. O efeito de concentrações iguais de flúor no diamino fluoreto de prata e no fluoreto de potássio na dentina desmineralizada durante o ciclo de pH: dados químicos. 10.1111/eos.12789 Eur J Oral Sci . 2021;129(4):e12789. [PMC free article] [PubMed] [Google Scholar] [Ref list]

108. Banerjee A., Frencken J. E., Schwendicke F., Innes N. P. T. Contemporâneo gestão operativa da cárie: recomendações de consenso sobre a remoção minimamente invasiva da cárie. *British Dental Journal* . 2017;223(3):215-222. doi: 10.1038/sj.bdj.2017.672. [PubMed] [CrossRef] [Google Scholar] [Ref list]

109. Innes N. P., Frencken J. E., Bjorndal L., et al. Managing carious lesions: consensus recommendations on terminology. *Avanços na Investigação Dentária* . 2016;28(2):49-57. doi: 10.1177/0022034516639276. [PubMed] [CrossRef] [Google Scholar] [Ref list]

110. Chu C. H., Mei L., Seneviratne C. J., Lo E. C. Efeitos do diamino fluoreto de prata em lesões cariosas da dentina induzidas por biofilmes de Streptococcus mutans e actinomyces naeslundii. *Jornal Internacional de Odontopediatria* . 2012;22(1):2-10. doi: 10.1111/j.1365-263x.2011.01149.x. [PubMed] [CrossRefl [Google Scholar] [Ref list]

111. Chu C. H., Mei L., Seneviratne C. J., Lo E. C. Efeitos do diamino fluoreto de prata em lesões cariosas da dentina induzidas por biofilmes de Streptococcus mutans e actinomyces naeslundii. *Jornal Internacional de Odontopediatria* . 2012;22(1):2-10. doi: 10.1111/j.1365-263x.2011.01149.x. [PubMed] [CrossRef] [Google Scholar] [Ref list]

112. 3. Mei M. L., Ito L., Cao Y., Li Q. L., Lo E. C., Chu C. H. Efeito inibitório do diamino fluoreto de prata na desmineralização da dentina e na degradação do colagénio. *Journal of Dentistry* . 2013;41(9):809-817. doi: 10.1016/j.jdent.2013.06.009. [PubMed] [CrossRef] [Google Scholar] [Ref list]

113. Mei M. L., Chu C. H., Low K. H., Che C. M., Lo E. C. Caries arresting effect of silver diamine fluoride on dentine carious lesion with S. Mutans and L. Acidophilus dual-species cariogenic biofilm. *Medicina Oral Patología Oral y*

Cirugia Bucal . 2013;18(6):824-831. doi: 10.4317/medoral.18831. [PMC free article] [PubMed] [CrossRef] [Google Scholar] [Ref list]

114. **Nanci A. Esmalte. In: Histologia oral de Ten Cate: desenvolvimento, estrutura e função. St. Louis: Mosby; 2013b. p. 122-64**

115. Li Y, Liu Y, Psoter WJ, Nguyen OM, Bromage TG, Walters MA, Hu B, Rabieh S, Kumararaja FC. Avaliação da Penetração e Distribuição de Prata em Lesões Cariosas de Dentes Decíduos Tratados com Diamino Fluoreto de Prata. Caries Res. 2019;53(4):431-440. doi: 10.1159/000496210. Epub 2019 Feb 26. PMID: 30808824.

116. **Yamaga R, Nishino M, Yoshida S, Yokomizo I. Diammine silver fluoride e a sua aplicação clínica. J Osaka Univ Dent Sch. 1972 Sep;12:1-20**

117. **LeGeros RZ. Fosfatos de cálcio na biologia e medicina oral. Basel: Karger; 1991**

118. **Sinha N, Gupta A, Logani A, Shah N. Remineralizing efficacy of silver diamine fluoride and glass ionomer type VII for their proposed use as indirect pulp capping materials - Part II (A clinical study). J Conserv Dent. 2011 Jul; 14(3):233-6**

119. **Mei ML, Lo ECM, Chu CH. Detenção da cárie dentária com diamino fluoreto de prata: o que está por trás disso? J Dent Res. 2018 Jul;97(7):751-8.**

120. Tedesco T.K., Reis T.M., Mello-Moura A.C.V., Silva G.S.d., Scarpini S., Floriano I., Gimenez T., Mendes F.M., Raggio D.P. Manejo de lesões profundas de cárie com ou sem envolvimento pulpar em dentes decíduos: uma revisão sistemática e meta-análise em rede. Braz. Oral Res. 2020;35 [PubMed] [Google Scholar] [Ref list]

121. Al-Zayer M.A., Straffon L.H., Feigal R.J., Welch K.B. Tratamento pulpar indireto de dentes posteriores primários: um estudo retrospetivo. Pediatr. Dent. 2003;25(1):29-36. [PubMed] [Google Scholar] [Ref list]

122. Mathur V.P., Dhillon J.K., Logani A., Kalra G. Avaliação do capeamento pulpar indireto utilizando três materiais diferentes: um ensaio de controlo aleatório utilizando tomografia computorizada de feixe cónico. Indian J. Dent. Res. 2016;27(6):623. [PubMed] [Google Scholar] [Lista de referências]

123. Kunert M., Lukomska-Szymanska M. Materiais bioindutivos em capeamento pulpar direto e indireto - um artigo de revisão. Materiais. 2020;13(5):1204. [PMC free article] [PubMed] [Google Scholar] [Ref list]

124. Dentistry A.A.o.P. Guideline on pulp therapy for primary and immature permanent teeth (Diretrizes sobre terapia pulpar para dentes decíduos e permanentes imaturos). Pediatr. Dent. 2009;31:179-186. [PubMed] [Google Scholar] [Ref list]

125. Fusayama T, Okuse K, Hosoda H. Relação entre dureza, descoloração e invasão microbiana na dentina cariada. J Dent Res. 1966;45:1033-46. [PubMed] [Google Scholar] [Lista de referências].

126. Fusayama T. Duas camadas de dentina cariada: Diagnóstico e tratamento. Oper Dent. 1979;4:63-70. [PubMed] [Google Scholar] [Ref list]

127. . Estrela C, Sydney GB, Bammann LL, Junior OF. Mecanismo de ação dos íons cálcio e hidroxila do hidróxido de cálcio sobre tecidos e bactérias. Braz Dent J. 1995;6:85-90. [PubMed] [Google Scholar] [Ref list]

128. Burke FM, Ray NJ, McConnell RJ. Materiais de restauração contendo flúor. Int Den J. 2006;56:33-43. [PubMed] [Google Scholar] [Ref list]

129. Punhagui M.-F., Jussiani E.-I., Andrello A.-C., Favaro J.-C., Guiraldo R.-D., Lopes M.-B., Berger S.-B. Efeito do tempo de aplicação e da concentração do diamino fluoreto de prata na remineralização do esmalte. J. Clin. Exp. Dent. 2021;13(7):e653. [PMC free article] [PubMed] [Google Scholar] [Ref list]

130. Zaeneldin A., Yu O.Y., Chu C.H. Effect of silver diamine fluoride on vital dental pulp: a systematic review. J. Dent. 2022;119 [PubMed] [Google Scholar] [Ref list]

131. Yamaga R, Nishino M, Yoshida S, Yokomizo I. Diamine Silver Fluoride e a sua aplicação clínica. J Osaka Univ Dent Sch. 1972;12:1-20. [PubMed] [Google Scholar] [Ref list]

132. Sinha N, Gupta A, Logani A, Shah N. Remineralizing efficacy of silver diamine fluoride and glass ionomer type VII for their proposed use as indirect pulp capping materials - Part II (A clinical study). J Conserv Dent. 2011 Jul;14(3):233-6. doi: 10.4103/0972-0707.85796. PMID: 22025824; PMCID: PMC3198550.

133. Oliveira B.H., Rajendra A., Veitz-Keenan A., Niederman R. O efeito do diamino fluoreto de prata na prevenção de cáries na dentição decídua: uma revisão sistemática e meta-análise. Caries Res. 2019;53(1):24-32. [PMC free article] [PubMed] [Google Scholar] [Ref list]

134. Divyashree R. Eficácia do Diamino Fluoreto de Prata quando utilizado como material de terapia pulpar indireta (IPT) - Uma avaliação clínica e radiológica. Int J Appl Dent Sci. 2021;7(2):466-478. [Google Scholar] [Lista de referências]

135. Baghlaf K, Sindi AE, Almughalliq FA, Alarifi NK, Alquthami R, Alzahrani RA, Alhaid S. Eficácia do diamino fluoreto de prata no capeamento pulpar indireto em molares primários: Uma revisão sistemática e meta-análise. Heliyon. 2023 Sep 7;9(9):e19462. doi: 10.1016/j.heliyon.2023.e19462. PMID: 37809634; PMCID: PMC10558611.

136. Chaurasiya, Aparna; Gojanur, Sushma. Avaliação da eficácia clínica do diamino fluoreto de prata a 38% na detenção de cáries dentárias em dentes decíduos e sua aceitação pelos pais. Jornal da Sociedade Indiana de Pedodontia e Odontologia Preventiva 39(1):p 85-89, Jan-Mar 2021. | DOI: 10.4103/jisppdjisppd_34_2

137. Yee R, Holmgren C, Mulder J, Lama D, Walker D, van Palenstein Helderman W. Efficacy of silver diamine fluoride for arresting caries treatment J Dent Res. 2009;88:644-7

138. Crystal YO, Niederman R. Considerações sobre o tratamento com diamino fluoreto de prata na gestão de cáries em crianças Pediatr Dent. 2016;38:466-71

- Citado aqui | Google Scholar

139. Caroline J, Maharani DA, Adiatman M, Rahardjo A, Callea M. Effect and

impact of silver diamine fluoride application in primary teeth caries on children's quality of life J Phys Conf Ser 1073 042001.
140. Mei ML, Ito L, Cao Y, Li QL, Lo EC, Chu CH. Efeito inibitório do diamino fluoreto de prata na desmineralização da dentina e na degradação do colagénio. J Dent. 2013 Sep;41(9):809-17. doi: 10.1016/j.jdent.2013.06.009. Epub 2013 Jun 27. PMID: 23810851
141. Jabin Z, Nasim I, Vishnu Priya V, *et al.* Análise quantitativa e efeito de SDF, APF, NaF no esmalte primário humano desmineralizado usando SEM, XRD e FTIR. Int J Clin Pediatr Dent 2021;14(4):537-541.
142. Toopchi S, Bakhurji E, Loo CY, Hassan M. Efeito da fotopolimerização do diamino fluoreto de prata em incisivos primários: um estudo microscópico ex vivo. Odontopediatria. 2021 Jan 15;43(1):44-9.
143. Shimizu M, Matsui N, Sayed M, Hamba H, Obayashi S, Takahashi M, Tsuda Y, Takagaki T, Nikaido T, Tagami J. Avaliação por Micro-CT do efeito do diamino fluoreto de prata na inibição da desmineralização da dentina radicular. Jornal de Materiais Dentários. 2021 Jul 25;40(4):1041-8.Li Y,
144. Liu Y, Psoter WJ, Nguyen OM, Bromage TG, Walters MA, Hu B, Rabieh S, Kumararaja FC. Avaliação da penetração e distribuição da prata em lesões cariosas de dentes decíduos tratados com diamino fluoreto de prata. Caries research. 2019 Jun 6;53(4):431-40.
145. Cernigliaro D, Kumar A, Northridge ME, Wu Y, Troxel AB, Cunha-Cruz J, et al Satisfação do prestador de cuidados com aplicações provisórias de diamino fluoreto de prata para os seus filhos com cáries antes do tratamento no bloco operatório ou da sedação J Public Health Dent. 2019;79:286-91
146. Kumar A, Cernigliaro D, Northridge ME, Wu Y, Troxel AB, Cunha-Cruz J, et al A survey of caregiver acculturation and acceptance of silver diamine fluoride treatment for childhood caries BMC Oral Health. 2019;19:228
147. Mabangkhru S, Duangthip D, Hung CC, Phonghanyudh A, Jirarattanasopha V. Um ensaio clínico randomizado para deter a cárie dentinária em crianças pequenas usando fluoreto de diamina de prata J Dent. 2020;99:103375Google Scholar
148. Hu S, Meyer B, Lai BW, Chay PL, Tong HJ. Aceitação parental do fluoreto de diamina de prata em crianças com transtorno do espetro do autismo Int J Paediatr Dent. 2020;30:514-2
149. Asif A, Gurunathan D. Parental acceptance of silver diamine fluoride treatment for children Int J Res Pharm Sci. 2020;11:6432-5
150. Shivasharan PR, Jawdekar AM, Pankey NN, Unnikrishnan S. Aceitação pelos pais do diamino fluoreto de prata em crianças pré-cooperativas: um estudo transversal. Jornal da Associação Sul-Asiática de Odontopediatria. 2019 Jul;2(2):50.
151. **Thikkurissy S, Crawford B, Groner J, et al. Efeito da exposição passiva ao fumo na anestesia geral de pacientes pediátricos dentários. Anesth Prog 2012;59(4):143-146. DOI: 10.2344/0003-3006-59.4.143.**
152. **Asif, Ahsana & Gurunathan, Deepa. (2020). Aceitação parental do tratamento com diamino fluoreto de prata para crianças. Jornal Internacional de Pesquisa em Ciências Farmacêuticas. 11. 6432-6435. 10.26452/ijrps.v11i4.3436.**

Cap. 10

153. Kidd E, Fejerskov O, Nyvad B. Infected Dentine Revisited. Dent Update. 2015 Nov;42(9):802-9. [PubMed] [Google Scholar] [Lista de referências]
154. Mertz-Fairhurst EJ, Curtis JWJ, Ergle JW, Rueggeberg FA, Adair SM. Restaurações seladas ultraconservadoras e cariostáticas: resultados no ano 10. J Am Dent Assoc. 1998 Jan;129(1):55-66. [PubMed] [Google Scholar] [Ref list]
155. Quock RL, Barros JA, Yang SW, Patel SA. Efeito do diamino fluoreto de prata na resistência de união microtensiva à dentina. Oper Dent. 2012 Nov-Dez;37(6):610-6. [PubMed] [Google Scholar] [Lista de referências]
156. Alvear Fa B, Jew JA, Wong ADY. Técnica restauradora atraumática modificada com prata (SMART): uma ferramenta alternativa de prevenção de cáries. Stoma Edu J. 2016;3(2):18- 24. [Google Scholar] [Ref list]
157. Jiang M, Wong MCM, Chu CH, Dai L, Lo ECM. Efeitos da restauração de lesões de cárie dentária tratadas com SDF e não tratadas na satisfação dos pais e na qualidade de vida relacionada com a saúde oral de crianças em idade pré-escolar. J Dent. 2019 Sep;88:103171. [PubMed] [Google Scholar] [Lista de referências]
158. Academia Americana de Odontopediatria. O Manual de Referência de Odontopediatria 2020-2021. Chicago (ILL): Academia Americana de Odontopediatria; 2020. Dentisteria restauradora pediátrica; pp. 371-383. [Google Scholar] [Lista de referências]
159. . Wright JT, White A. Silver Diamine Fluoride: Mudança do paradigma de gestão da cárie e potencial impacto social. N C Med J. 2017 Nov-Dez;78(6):394-7. [PubMed] [Google Scholar] [Lista de referências]
160. Mei ML, Nudelman F, Marzec B, Walker JM, Lo ECM, Walls AW, et al. Formação de fluorohidroxiapatita com fluoreto de diamina de prata. J Dent Res. 2017 Sep;96(10):1122-8. [PMC free article] [PubMed] [Google Scholar]
161. Lou YL, Botelho MG, Darvell BW. Reação do diamino de prata [corrigido] fluoreto com hidroxiapatite e proteína. J Dent. 2011 Sep;39(9):612-8. [PubMed] [Google Scholar]
162. Chibinski AC, Wambier LM, Feltrin J, Loguercio AD, Wambier DS, Reis A. O diamino fluoreto de prata é eficaz no controlo da progressão da cárie em dentes decíduos: Uma revisão sistemática e meta-análise. Caries Res. 2017 Nov;51(5):527-41. [PubMed] [Google Scholar]
163. Alvear Fa B, Jew JA, Wong ADY. Técnica restauradora atraumática modificada com prata (SMART): uma ferramenta alternativa de prevenção de cáries. Stoma Edu J. 2016;3(2):18- 24. [Google Acadêmico
164. . Chu CH, Lo EC. Promoting caries arrest in children with silver diamine fluoride: a review. Oral Health Prev Dent. 2008;6(4):315-21. [PubMed] [Google Scholar] [Ref list]
165. Willershausen I, Schulte D, Azaripour A, Weyer V, Briseño B, Willershausen B. Potencial de penetração de uma solução de diamino fluoreto de prata em superfícies de dentina. Um estudo ex vivo. Clin Lab. 2015;61(11):1695-701. [PubMed] [Google Scholar] [Ref list]
166. Bansal K, Shamoo A, Mani K, Verma A, Mathur VP, Tewari N. Tratamento restaurador atraumático modificado com diamino fluoreto de prata comparado com a técnica restauradora convencional em molares decíduos cariados - um ensaio controlado aleatório. Journal of Dentistry. 2023 Nov 1;138:104698.

167. Mohammed SM, Awad SM, Wahba AH. Comparação dos Resultados Clínicos da Técnica de Restauração Atraumática Modificada com Prata vs Técnica de Restauração Atraumática em Dentes Primários: A Randomized Controlled Trial. O Jornal de Prática Dentária Contemporânea. 2022 Nov 1;23(11):1141.

168. Natarajan D. Técnica de Restauração Atraumática Modificada com Prata: Um Caminho para a Odontopediatria "SMART" durante a Pandemia da COVID-19. Front Dent. 2022 Mar 12;19:12. doi: 10.18502/fid.v19i12.9215. PMID: 35937154; PMCID: PMC9294662.

169. Mei ML, Chu CH, Low KH, et al. Efeito anti-cárie do diamino fluoreto de prata na lesão cariosa da dentina com biofilme cariogénico de duas espécies de *S. mutans* e *L. acidophilus*. Med Oral Patol Oral Cir Bucal. 2013;18(6):e824-e831. doi: 10.4317/medoral.18831. [PMC free article] [PubMed] [CrossRef] [Google Scholar] [Ref list]

170. Mei ML, Li QL, Chu CH, Yiu CK, Lo EC. Os efeitos inibitórios do diamino fluoreto de prata em diferentes concentrações nas metaloproteinases da matriz. Dent Mater. 2012 Aug;28(8):903-8. doi: 10.1016/j.dental.2012.04.011. Epub 2012 May 12. PMID: 22578660

171. Chakraborty S, Gupta N, Gambhir N, Singh R. Efficacy of Silver Diamine Fluoride on *Streptococcus mutans* Count Present in Saliva. Int J Clin Pediatr Dent. 2021 Set-Out; 14(5):700-704. doi: 10.5005/jp-journals-10005-2037. PMID: 34934286; PMCID: PMC8645622

172. Jabin Z, Vishnu Priya V, Nasim I. Retenção salivar de diamino fluoreto de prata. Bioinformation. 2022 Apr 30;18(4):420-424. doi: 10.6026/97320630018420. PMID: 36909702; PMCID: PMC9997501

173. Garrastazu MD, Mathias-Santamaria IF, Rocha RS, Diniz MB, Caneppele TMF, Bresciani E. Efeito de três meses do Diamino Fluoreto de Prata (SDF) nos níveis salivares de Streptococcus Mutans em crianças. An Exploratory Trial. Saúde Oral Prev Dent. 2020 Jul 4;18:325-330. doi: 10.3290/j.ohpd.a43360. PMID: 31825020.

174. Arch LM, Humphris GM, Lee GTR. Crianças que escolhem entre anestesia geral ou sedação por inalação para extracções dentárias: o efeito na ansiedade dentária. Int J Paediatr Dent 2001;11:41-48. 10.1046/j.1365-263x.2001.00238.x [PubMed] [CrossRef] [Google Scholar] [Ref list]

175. Large JF, Keightley AJ, Busuttil-Naudi A. Participação de pacientes pediátricos em cuidados dentários primários antes e depois de uma anestesia geral dentária. Eur Arch Paediatr Dent 2021;22:887-897. 10.1007/s40368-021-00624-3 [PMC free article] [PubMed] [CrossRef] [Google Scholar] [Ref list]

176. Frencken JE. Tratamento restaurador atraumático e odontologia de intervenção mínima. Br Dent J2017;223:183-189. 10.1038/sj.bdj.2017.664 [PubMed] [CrossRef] [Google Scholar] [Ref list]

177. . Seifo N, Cassie H, Radford JR, Innes NPT. "Acho que me parece pior, não parece que tenha havido um problema resolvido, mas obviamente há": uma exploração qualitativa das opiniões das crianças e dos seus pais sobre o diamino fluoreto de prata para a gestão de lesões cariosas em crianças. BMC Oral Health 2021 ;21:1-10. 10.1186/s12903-021-01730-w [PMC free article] [PubMed] [CrossRef] [Google Scholar] [Ref list]

178. Nguyen TM, Tonmukayakul U, Hall M, Calache H. Análise custo-eficácia

do diamino fluoreto de prata para desviar a anestesia geral dentária em comparação com os cuidados padrão. Aust Dent J. 2022 Dez; 67 (4): 352-361. doi: 10.1111 / adj.12936. Epub 2022 Sep 29. PMID: 36082536; PMCID: PMC10087380.

179. □ Kodali, Prakash Babu; Hegde, Vijaya[1] ,; Minhaz, Rasheed[1] ; Mithra, P. Prasanna[2] ; Alva, Shubhan[1] ; Joseph, Joe[3] ; S, Roshni RS[1] . Análise Custo-Efectiva do Diamino Fluoreto de Prata em Comparação com o Cimento de Ionómero de Vidro juntamente com o Verniz de Fluoreto na Gestão de Cáries da Primeira Infância em Centros Anganwadi de Mangalore: A Randomized Control Trail. Jornal da Associação Indiana de Odontologia de Saúde Pública 20 (4): p 420-426, outubro-dezembro de 2022. | DOI: 10.4103/jiaphdjiaphd_221_21

180. J Gierth, J Coughlan, N Gkekas, T Hofbauer, S Listl, M Pattamatta, A Pold, Medicamentos essenciais para a cárie dentária: Custo-eficácia do ART e do SDF, *Jornal Europeu de Saúde Pública,* Volume 32, Suplemento_3, outubro de 2022, ckac13

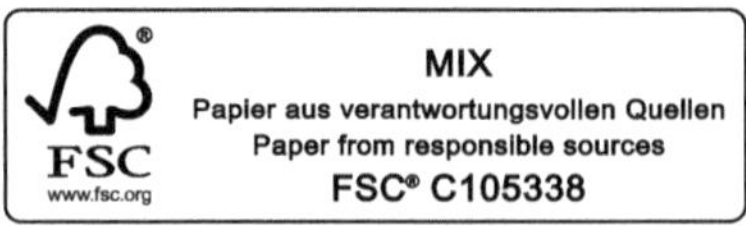

Printed by Books on Demand GmbH, Norderstedt / Germany